Materialien für die Arbeit
mit Kindern im Sport

LJ0096547

Hoppla!

Entwicklungsfördernde Bewegungsangebote
unter psychomotorischen Gesichtspunkten

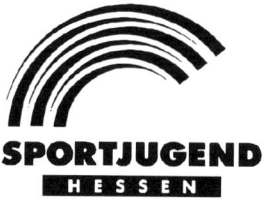

SPORTJUGEND
HESSEN

Tips 8

Tipps 8

Reihe der Sportjugend Hessen im Landessportbund Hessen e.V. für die Mitarbeiterinnen und Mitarbeiter in der Kinder- und Jugendarbeit der hessischen Sportvereine.

Hoppla!

**Entwicklungsfördernde Bewegungsangebote
unter psychomotorischen Gesichtspunkten**
Materialien für die Arbeit mit Kindern im Sport

Autor/in:	Dorothea Durchholz,
	Michael Müller-Schwarz
Illustration:	Wigbert Beck
Umschlag:	Atelier Türke, Balingen
Redaktion:	Gabriele Cowlan, Rainer Seel

2002
ISBN 3-89280-022-7

6. Auflage

Herausgeberin:
SPORTJUGEND HESSEN
im Landessportbund Hessen e.V.
Otto-Fleck-Schneise 4
60528 Frankfurt am Main
Fax.: 069.69590175
e-mail: info@sportjugend-hessen.de
www. sportjugend-hessen.de

Druckerei Zeidler, Mainz-Kastel
Frankfurt am Main, Januar 2002

Inhalt

Vorwort

Die Bedeutung von Bewegung für die körperliche, seelische und soziale Entwicklung von Kindern ist allen bekannt. Der Satz „Kinder brauchen Bewegung" ist daher eigentlich eine Binsenweisheit, der jede und jeder zustimmen wird, die aber leider im Alltag von Kindern wenig Niederschlag findet.

Die Spiel-, Sport- und Bewegungsfreiheit von Kindern wird weiterhin eingeschränkt, gleichzeitig wachsen die Anforderungen an Kinder. Der daraus resultierende Streß kann zunehmend weniger durch „Austoben" abgebaut werden. Ein Teufelskreis, den wir soweit wie möglich durchbrechen wollen.

Neben unserer Lobbyarbeit als Bewegungsanwältin von jungen Menschen bieten wir dazu ganz praktische Anregungen in unserer Reihe „Tips". Der vorliegende Band *Hoppla!* orientiert sich an Ergebnissen der Psychomotorik. Die praktischen Beispiele sind nach verschiedenen Bereichen kindlicher Entwicklung gegliedert, um den Leserinnen und Lesern einen Überblick über die Vielfalt der Fördermöglichkeiten für alle Kinder zu geben.

Wir verstehen *Hoppla!* nicht als Rezeptbuch für die Behandlung sogenannter Defizite, sondern legen großen Wert darauf, kindliche Entwicklung ganzheitlich zu sehen.

Die Aufteilung nach psychomotorischen Kriterien soll helfen, die Komplexität kindlicher Entwicklung deutlich zu zeigen, und dazu beitragen, allen Kindern ein vielseitiges Förderungsangebot zu machen. Und wir hoffen natürlich auch, daß *Hoppla!* allen Praktikerinnen und Praktikern Freude und neue Anregungen für ihre Arbeit gibt.

Viel Spaß

Svea Speike-Bardorff

1. Einleitung

1.1 Bedeutung von BEWEGUNG für die Entwicklung von Kindern

Kleinkinder bewegen sich aus einem inneren Bedürfnis heraus auf ihre Umwelt zu. Sie ergreifen Gegenstände, betasten und belutschen sie. Schließlich BEGREIFEN sie deren unterschiedliche Eigenschaften und gerade wirksamen physikalischen Gesetzmäßigkeiten.

Aus diesem Grunde ist das Spiel von großer Bedeutung für die kindliche Entwicklung.

Im Spiel werden

1. nicht nur die Eigenschaften von Gegenständen erkannt und deren Handhabung gelernt, sondern
2. auch der Umgang mit dem eigenen Körper geübt und dessen Leistungsfähigkeit erprobt
3. sowie der Umgang mit anderen Menschen erlernt.

Das Begreifen im wörtlichen Sinne ermöglicht eigenständiges Sammeln von vielfältigen Erfahrungen in den Bereichen der materialen und sozialen Wahrnehmung, sowie der Eigenwahrnehmung. Diese Erfahrungen sind die Grundlage für die Entwicklung von Sprache, Intelligenz (vgl. die Theorie von Piaget) und einer stabilen Persönlichkeit.

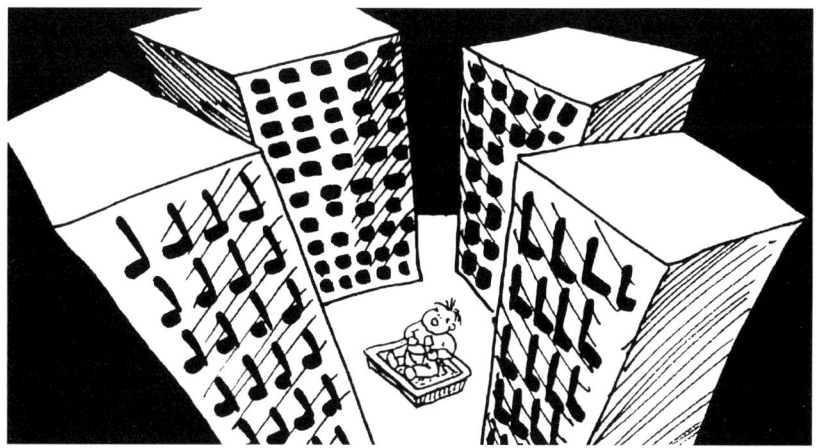

1.2 Entwicklungsbedingungen in der heutigen Umwelt

Kinder wachsen heute in einer Umwelt auf, die immer weniger Möglichkeiten zum selbsttätigen Sammeln von Erfahrungen bietet. Folgende Veränderungen in Gesellschaft und Kultur sind maßgeblich daran beteiligt: Erstens tragen die zunehmende Bebauung und das Wachsen der Städte dazu bei, daß immer weniger Kinder die Möglichkeit erhalten, in der Natur Erfahrungen zu sammeln. Häufig fehlt überhaupt jede Gelegenheit, draußen zu spielen.

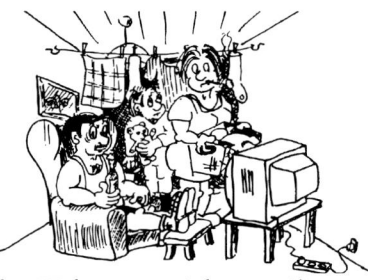

Zusätzlich ist der Wohnraum vieler Familien so beengt, daß dort ebenfalls keine Bewegungs- und nur eingeschränkte Spielmöglichkeiten bestehen.

Da Kinder wichtige Adressaten der Konsumgesellschaft geworden sind, wird ihre Welt verstärkt durch Medien und die dazugehörige Werbung beeinflußt. So darf es nicht mehr ein beliebiges Spielzeug sein, sondern muß einen ganz bestimmten Markennamen tragen.

Durch das Fernsehen werden die Kinder nicht nur mit Werbung überflutet, sondern außerdem mit Erfahrungen aus zweiter Hand übersättigt. Die dort gezeigte Realität müssen sie passiv übernehmen, ohne sie richtig ausprobieren, geschweige denn einordnen zu können. Je mehr ein Kind fernsieht, umso weniger kann es sich selbst und die Welt erproben, und umso weniger kann es das Gesehene verarbeiten. Diese Flut von Reizen überfordert die meisten Kinder. Deshalb fällt es immer mehr Kindern schwer, ihre Aufmerksamkeit eigenständig auf eine Sache zu richten und aktiv an ihr zu arbeiten.

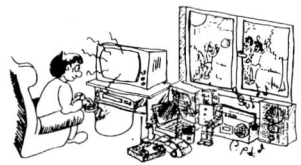

Durch die hohen Anforderungen der Gesellschaft, die spätestens bei der Einschulung gestellt werden, geraten Kinder früh unter Leistungsdruck. Selbst geringfügige Einschränkungen der Leistungsfähigkeit werden jetzt zum Problem. Gleichzeitig haben die Kinder durch die Trennung von Arbeit, Wohnen und Freizeit keine Möglichkeit, an der Welt der Erwachsenen teilzunehmen. Dadurch ist auch der Zusammenhang zwischen Schule und Arbeitswelt verlorengegangen.

Das Bedürfnis der Eltern, ihren Kindern alle Möglichkeiten offenzuhalten, spiegelt sich in vielfältigen Freizeit- und Förderangeboten wieder. Die Zeit der Kinder wird, ähnlich wie die der Erwachsenen, zu großen Teilen verplant, ihre Freizeit organisiert. Folglich ist die Zeit zum selbstbestimmten Spiele eingeengt und selten zusammenhängend.

Gleichzeitig sehen viele Erwachsene keinen Sinn im kindlichen Spiel. Es erscheint ihnen sinnlos, die damit zusammenhängende Unordnung und der Spiellärm als störend.

Schließlich ist das Sicherheitsbedürfnis in unserer Gesellschaft größer und viele Eltern sind sehr viel ängstlicher geworden. So erhalten die Kinder kaum Möglichkeiten, selbst zu erfahren, wo ihre Grenzen sind. Lehrer/innen, Erzieher/innen, Übungsleiter/innen und andere Menschen, die im pädagogischen Bereich arbeiten, beobachten, daß sich immer mehr Kinder in den Gruppen auffällig verhalten. Häufig wird von Kindern berichtet, die keine Freude an der Bewegung empfinden, denen Bewegungserfahrungen fehlen, die sich nicht konzentrieren können, die sich ständig über- bzw. unterschätzen und ihre Schwierigkeiten durch auffälliges Verhalten kompensieren.

1.3 Bedeutung der Psychomotorik für die Entwicklung von Kindern

Die Psychomotorik hat sich zum Ziel gesetzt, Kindern ihre Umwelt wieder erfahrbar zu machen. Grundlage dafür ist die Berücksichtigung
1. der Einheit von Wahrnehmung und Bewegung (siehe Kapitel 2.1.),
2. der Bedeutung von Erfahrungen in den verschiedensten Sinnes- und Lebensbereichen und deren Bedeutung für die Entwicklung der Intelligenz (siehe Kapitel 1.2.),
3. der Erkenntnis, daß Lernen dann am ehesten geschieht, wenn die Situation die Gefühle anspricht (siehe Kapitel 2.1.).

Dadurch erhalten die Kinder Gelegenheit, in einer leistungsdruckfreien Atmosphäre, in ihrem eigenen Tempo und auf ihre persönliche Art zu spielen. Sie lernen dabei, sich mit Alltags– und sonstigen Materialien, den Kindern in der Gruppe, der eigenen Leistungsfähigkeit und der eigenen Person auseinanderzusetzen. Da die Inhalte der Psychomotorik den Grundbedürfnissen von Kindern entsprechen, spricht diese Art der Arbeit nicht nur diejenigen an, die in irgendeinem Bereich ihrer Leistungsfähigkeit eingeschränkt sind, sondern alle Kinder.

Die Inhalte der Psychomotorik werden in drei Erfahrungsbereiche unterteilt:
- Körpererfahrung (1),
- Materialerfahrung (2)
- und Sozialerfahrung (3).
Diese Unterteilung dient lediglich einer besseren Schematisierung zur Betonung der Bedeutung verschiedener Aspekte. Weiter unten wird in einem Stundenbeispiel noch einmal verdeutlicht, daß sich diese Bereiche in der Praxis nicht voneinander trennen lassen.

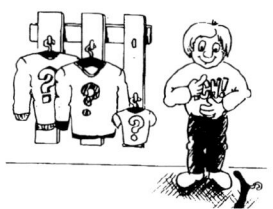

(1) Durch **Körpererfahrung** soll beim Einzelnen das Bewußtsein von der eigenen Person und vom eigenen Körper gefestigt und ausdifferenziert werden. Dieses Bewußtsein bezeichnet man als ICH–KOMPETENZ. Sie beinhaltet außerdem die Fähigkeit des Ich's, sich in irgendeiner Art in Beziehung zur Umwelt zu setzen. Die Kinder können die Leistungsfähigkeit und Bewegungsmöglichkeiten ihres Körpers in verschiedenen Situationen ausprobieren und sich bewußt machen. So lernen sie, die Signale ihres Körpers wahrzunehmen und entsprechend auf sie zu reagieren.

Dazu gehört die Entwicklung einer schematischen Vorstellung vom eigenen Körper. Sie ist Grundlage für ein geschicktes Bewegen in der Umwelt, d.h. für eine gute Raumorientierung. Erfährt ein Kind seinen

Körper positiv, so ist das durch das ganzheitliche Wahrnehmen der Kinder mit einem positiven Erleben der eigenen Person verbunden. Dadurch wird die Bildung eines stabilen Selbstbewußtseins und der individuellen Persönlichkeit unterstützt.

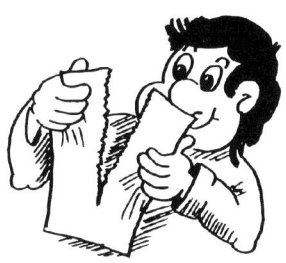

(2) Der Begriff der **Materialerfahrung** meint die Auseinandersetzung mit der dinglichen Umwelt. In der Psychomotorik können dies spezielle psychomotorische Materialien, die üblichen Sportgeräte oder auch gewöhnliche Alltagsgegenstände sein. Wie oben schon angedeutet, gelangt das Kind von Geburt an über die Bewegung in Kontakt zu seiner Umwelt, setzt sich mit Gegenständen auseinander, lernt im Spiel die grundlegenden physikalischen Gesetzmäßigkeiten wie Schwerkraft, Beschleunigung, Gleichgewicht, usw. kennen. Wichtig ist, daß das Kind dazu alle seine Sinne gebraucht. Dieses selbsttätige Auseinandersetzen mit der Umwelt dient dem Sammeln vielfältiger Erfahrungen und vermittelt dem Kind Sicherheit im Umgang mit der dinglichen Umwelt und damit auch Selbstvertrauen. Ziel ist die Herausbildung einer SACH-KOMPETENZ. Diese bildet die Grundlage für die Entwicklung der Intelligenz und die Fähigkeit, selbstgesteuert zu lernen.

(3) Unter der **Sozialerfahrung** versteht die Psychomotorik das Sammeln von Erfahrungen im zwischenmenschlichen Bereich. Nach Erkenntnissen der Entwicklungspsychologie nehmen die Kinder in ihren ersten Lebensjahren die Welt aus einer egozentrischen Perspektive wahr. Ziel in der Psychomotorik ist, diese Perspektive zu erweitern, so daß ein Einfühlen in andere Menschen und deren Beweggründe möglich wird. So entsteht bei der Auseinandersetzung mit der Gruppe, bei dem Besprechen von Regeln, beim Schlichten von Streit, beim Umgang mit dem Verlieren oder Gewinnen sowie bei Spielen, die Ver-

trauen zueinander und Rücksicht aufeinander erfordern, eine SOZIAL-
KOMPETENZ. Auch sie ist wichtig für die Entwicklung eines Selbstbewußtseins. Denn Kinder lernen erst durch eine konkrete Rückmeldung
aus der Umgebung ihr Verhalten einzuschätzen und ein Gleichgewicht
zwischen Anpassung und Durchsetzung der eigenen Bedürfnisse zu
erreichen.

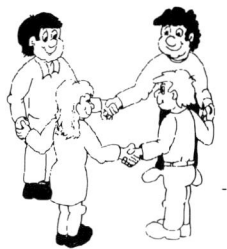

Abschließend muß nochmals darauf hingewiesen werden, daß gerade
bei Kindern die geistigen, emotionalen und körperlichen Vorgänge
nicht voneinander zu trennen sind. Die Trennung vollzieht sich erst im
Laufe der Entwicklung. Deshalb muß das Kind immer in seiner GANZ-
HEITLICHKEIT wahrgenommen und angesprochen werden.

1.4 Zielgruppen der Psychomotorik

Schaut man auf die Anfänge der Psychomotorik innerhalb der Bundes-
republik Deutschland, dann zeigen sich deren erste Anwendungen im
Bereich der Psychiatrie. Im Laufe von mehreren Jahrzehnten hat sich
jedoch das Wissen um die elementare Bedeutung der Psychomotorik in
Therapie und Pädagogik zunehmend durchgesetzt. Inzwischen ist es
unumstritten, daß nicht nur gestörte oder auffällige Kinder von psychomotorisch bzw. motopädagogisch ausgerichteten Bewegungsangeboten
profitieren, sondern daß durch sie auch die normale Entwicklung von
Kindern und Jugendlichen sinnvoll unterstützt werden kann. Psychomotorik kann somit generell zur Förderung der kindlichen Entwicklung
eingesetzt werden. Sie ist aber besonders als Mittel zur Prävention und
Kompensation bei benachteiligten Kindern (z.B. fehlende Spiel- und
Entfaltungsmöglichkeiten im familiären Umfeld und in der Wohnsituati-
on) oder bei im sensorischen und motorischen Bereich eingeschränk-
ten Kindern angezeigt.

Interessant ist in diesem Zusammenhang, daß diese sensorischen und motorischen Einschränkungen bei Kindern oft nicht erkannt werden. Bestimmte sekundäre Verhaltensweisen lassen jedoch den Verdacht auf eine Beeinträchtigung im sensorischen oder motorischen Bereich zu.

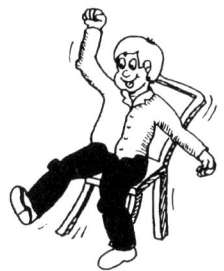

Der sogenannte „Zappelphilipp", der nie ruhig sitzen bleiben und keine Tätigkeit zum Ende führen kann, ist möglicherweise nicht in der Lage, die auf ihn einströmenden Umweltreize sinnvoll zu selektieren/auszuwählen und in Einklang zu bringen. Jeder neue Reiz errregt seine Aufmerksamkeit und lenkt ihn von der ursprünglichen Tätigkeit ab. Eine solche Wahrnehmungsstörung kann so zu Aufmerksamkeitsstörungen und Unruhe führen.

Wahrnehmungsstörungen oder Einschränkungen im fein- und grobmotorischen Bereich haben oft zur Folge, daß die betroffenen Kinder zahlreiche frustrierende Erfahrungen sammeln. Je nach Persönlichkeitsstruktur kann das im Laufe der Entwicklung zu einerseits aggressivem, aufbrausendem und destruktivem Verhalten führen. Diese Kinder können als die „Aggressiven", die „Streithähne" oder die „Aufbrausenden" charakterisiert werden. Andererseits ziehen sich einige Kinder zunehmend zurück und grenzen sich aus vielen Situationen aus. Solche „Angsthasen" und „Sich-Ausgrenzenden" sind in fast jeder Gruppe zu finden.

Bei der Beurteilung dieser sekundären Verhaltensauffälligkeiten müssen allerdings ebenso soziale oder auch rein psychische Ursachen in die Überlegungen mit einbezogen werden. Ein genauer Blick in den Alltag und in die Bewegungs- bzw. Sportpraxis beweist ebenso die Existenz von Kindern, die man als „Tolpatsche" wahrnimmt. Gemeint sind Kinder, die sich aufgrund der oben angesprochenen Einschränkungen recht ungeschickt bewegen, viel hinfallen, oft Blessuren haben und denen wenig gelingt.

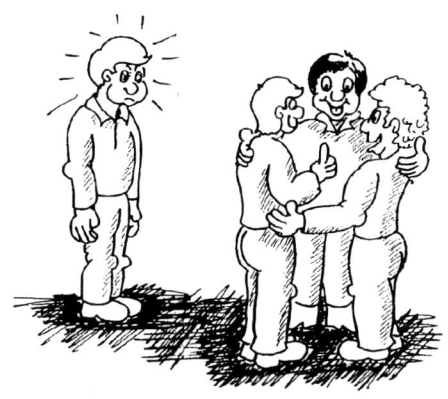

Es ist sicherlich nicht schwer, noch andere Auffälligkeiten aufzuzeigen. Aus Gründen der Übersicht werden hier nur wenige, aber prägnante dargestellt. Auf eine detaillierte Diskussion der Auffälligkeiten und eine Erörterung der Ursachen wird hier verzichtet, da sie in ausreichendem Maße in guten Fachbüchern dargestellt ist (s. Anhang). Wichtig ist jedoch der Hinweis, daß eine psychomotorisch orientierte Arbeit diesen erwähnten Kindern eine Chance auf eine gleichberechtigte Teilnahme an gemeinsamen Bewegungsangeboten sowie auf eine positive Beeinflußung ihrer weiteren Persönlichkeitsentwicklung bietet.

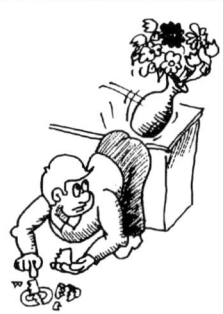

2. Theoretische Vorbemerkungen

2.1 Entwicklung der Bewegung und der Wahrnehmung

An dieser Stelle steht nicht „Motorische Entwicklung" als Überschrift, um auf den besonderen Zusammenhang zwischen der Entwicklung der Bewegung und jener der Wahrnehmung hinzuweisen. Da das ein sehr vielschichtiger Themenkreis ist, werden hier nur die wichtigsten Aspekte hervorgehoben. Komplexere Zusammenhänge sind in der im Anhang aufgelisteten Literatur nachzulesen.
Die motorische Entwicklung des Kindes bis zum Schulalter läßt sich durch vier Phasen charakterisieren:

1. – 3. Lebensmonat: ungerichtete Massenbewegungen;
3. – 12. Lebensmonat: Erlernen erster koodinierter Bewegungen;
2. – 3. Lebensjahr: Aneignung vielfältiger Bewegungsmuster;
4. – 7. Lebensjahr: Generalisierung zahlreicher Bewegungsmuster und Erlernen erster Bewegungskombinationen.

Im weiteren geht es uns um bestimmte, nicht allgemein bekannte Aspekte, die die motorische Entwicklung beeinflußen und bedingen.

Schon im Mutterleib kann das Baby „wahrnehmen": es reagiert auf Töne, Druck und Berührungen. Das bedeutet, schon vor der Geburt beginnt es, diese Reize zu verarbeiten. Nur durch diese Stimulierung kann sich das Gehirn entwickeln und strukturieren. Nach der Geburt muß es versuchen, mit den neuen Lebensbedingungen zurechtzukommen, was eine enorme Anpassungsleistung des Säuglings erfordert. Nun wirkt die Schwerkraft viel stärker als im Mutterleib, und schwankende Temperaturen müssen ausgeglichen werden.

In den ersten Monaten sind die **Nahsinne** von großer Bedeutung. Darunter versteht man den Gleichgewichtssinn, den taktilen Sinn, den Bewegungssinn (Tiefensensibilität oder auch Propriozeption), den Geruchssinn (olfaktorischer Sinn) und den Geschmackssinn (gustatorischer Sinn) im Gegensatz zu den beiden **Fernsinnen** Hören und Sehen (auditive und visuelle Wahrnehmung).

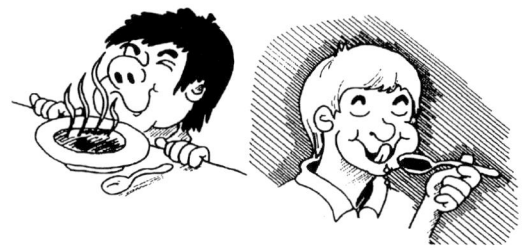

Das Kind ist auf seinen **Gleichgewichtssinn** (Vestibulärsystem) ange-
wiesen, um der Schwerkraft entgegenwirken zu können. Durch diesen
Sinn bekommt es eine Vorstellung von Oben und Unten. (Es wäre hin-
zuzufügen, daß der Gleichgewichtssinn in engem Zusammenhang mit
der Muskelspannung steht, und er diese beeinflußt.)

Der **Tastsinn** (taktile Wahrnehmung) dient nicht nur dazu, sich selbst
zu spüren und wahrzunehmen, sondern stellt die erste „Antenne" der
Kommunikation dar. Über den Hautkontakt zur Mutter nimmt das Kind
deren Stimmung und Gefühle auf. Später ist der taktile Sinn so weit
ausdifferenziert, daß Gegenstände sowie Oberflächen taktil erkannt
werden können. Je besser Hautreize eingeordnet werden können,
umso genauer ist auch die Vorstellung vom eigenen Körper, das sogenannte Körperschema.

Der **Propriozeption** (Tiefensensibilität oder Bewegungssinn) kommt
bezogen auf die Vorstellung vom eigenen Körper und dessen Bewe-
gungsfähigkeit ebenfalls eine entscheidene Rolle zu. Seine Rezeptoren
liegen in Sehnen, Bändern und Gelenken. Sie informieren das Gehirn
über die Gelenkstellungen und den Spannungsgrad von Muskeln.
Der **Geruchs-** und der **Geschmackssinn** (olfaktorische und gustatori-
sche Wahrnehmung) sind bei der Geburt bereits voll entwickelt. Diese
Sinne nutzt das Kind anfangs verstärkt, es steckt alles, was es kennen-
lernen will, zuerst in den Mund und riecht daran.
Der Fernsinn **Sehen** ist von großer Bedeutung für das Erlernen des
Greifens (Auge-Hand-Koordination), für die Entwicklung eines Körperschemas, als Unterstützung der Wahrnehmung des Gleichgewichts und
der Raumorientierung.
Das **Hören** hilft uns ebenfalls, uns im Raum zu orientieren.
Bei all den beschriebenen Sinnesleistungen ist jedoch ein Aspekt
besonders hervorzuheben: Nur über aktives Handeln und Bewegen

kann das Kind entsprechende Erfahrungen über diese Sinne sammeln und damit seine Umwelt begreifen. Gleichzeitig ist aktives Handeln und Bewegen notwendig für die weitere Ausdifferenzierung der Wahrnehmung und die Integration der verschiedenen Sinneswahrnehmungen (Integration: das Herstellen von Zusammenhängen zwischen den Informationen aus den verschiedenen sensorischen Bereichen (s. J.A. Ayres).Umgekehrt bildet eine entsprechend entwickelte und integrierte Sensorik die Grundlage für die allmähliche Ausdifferenzierung der Bewegungsmuster und -abläufe. So bilden Wahrnehmung und Bewegung eine untrennbare Einheit: die Wahrnehmung liefert die notwendigen Informationen, während die Bewegung entweder eine Reaktion auf diese ist, oder eine neue aktive Handlung mit dem Ziel der Suche nach neuen Informationen darstellt. Können Wahrnehmung und Bewegung nicht sinnvoll miteinander in Einklang gebracht werden, dann bleiben Wahrnehmungsinformationen und motorische Reaktionen bzw. Handlungen ohne Zusammenhang.

Nachdem nun alle Wahrnehmungbereiche einzeln dargestellt wurden, muß nochmals deutlich darauf hingewiesen werden, daß sich in der Realität die Wahrnehmung der einzelnen Sinnesbereiche bei Kindern nicht isolieren läßt. Bis zum 8. Lebensjahr nehmen Kinder ganzheitlich wahr, d.h. leibliche und seelische, gefühlsmäßige und geistige Erlebnisse sind eng miteinander verbunden. Die Qualität und die Quantität der Wahrnehmung sind somit von der emotionalen und körperlichen Verfassung abhängig.
Wahrnehmen setzt voraus, daß wir aus der Masse der Reize, die auf uns einströmen, gezielt einige auswählen, d.h. selektieren können. Die Aufmerksamkeit einer Sache zuzuwenden bedeutet, unwichtige Reize auszuschalten und sich nur auf die wichtigen zu konzentrieren. Diese Fähigkeit der Selektion ist von verschiedenen Faktoren abhängig: vom Alter, von der momentanen emotionalen und körperlichen Verfassung und der Stärke der Reize. Bei der Beobachtung unruhiger Kinder kann man häufig feststellen, daß sie auf verschiedenen Wahrnehmungskanälen eine sogenannte Filterschwäche aufweisen. Manche Kinder werden auf das leiseste Geräusch aufmerksam, andere reagieren sofort auf alles, was sie sehen und andere wiederum auf alles, was sie berühren. Dasselbe gilt auch für Reize im Bereich des Gleichgewichts. Wenn ein Kind Schwierigkeiten hat, die Reize, die es nicht ignorieren kann, sofort adäquat zu verarbeiten und einzuordnen, ist zuerwarten,

daß es eine komplexe Situation nicht bewältigen kann. Sobald es auf mehreren Sinneskanälen angesprochen wird, wirkt es verunsichert und desorientiert.

2.2 Zusammenhänge zwischen den einzelnen Wahrnehmungsbereichen und deren Bedeutung für komplexere Fähigkeiten

Schon anhand der vereinfachten und kurzgefaßten Darstellung der Wahrnehmungsentwicklung wird deutlich, daß es sehr enge Beziehungen und Abhängigkeiten zwischen den einzelnen Bereichen gibt. Sämtliche erwähnte Sinneswahrnehmungen dienen als Grundlage für weitaus komplexere Leistungen wie z.b. das Körperschema, die Koordination der beiden Körperseiten (Bilateralisation), die Seitigkeit (Lateralität), die Form- und Raumwahrnehmung, die Bewegungs- und Handlungsplanung (Praxie) und die Auge-Hand-Koordination.

Unter **Körperschema** verstehen wir die schematische Vorstellung vom eigenen Körper, d.h. von seiner Größe, seiner Ausdehnung, seinen Grenzen, seinem Gewicht und der derzeitigen Lage seiner einzelnen Teile zueinander. Auch das Gedächtnis von allen Bewegungen, die schon einmal ausgeführt wurden, gehört dazu, sowie die subjektive und gefühlsbetonte Bewertung des Körpers oder einzelner Körperteile. Die Entwicklung des Körperschemas basiert auf ausreichenden und gut integrierten Erfahrungen im Bereich des Gleichgewichts, der taktilen Wahrnehmung und der Tiefensensibilität. Erst durch diese senso-motorischen Erfahrungen erwirbt das Kind eine innere Vorstellung seines Körpers, die im Laufe der Entwicklung immer feiner ausdifferenziert wird.

Die Basis für **koordinierte Bewegungen der Gliedmaßen beider Körperhälften** (Bilateralisation) bildet die Vorstellung und das Wissen über die Existenz von jeweils zwei Armen und Beinen. Der gleichzeitige Gebrauch z.b. beider Hände ist für viele Bewegungshandlungen im Alltag und im Sport eine absolute Notwendigkeit.

Für die Links-Rechts-Unterscheidung sowie für die Entwicklung der **Seitigkeit** (Lateralisation) ist das Körperschema ebenso wichtig. Das

Kind erkennt, daß es zwei Seiten gibt, die in unterschiedliche Richtungen deuten. Zuerst wird es ihm anhand der Arme und Beine bewußt, bald auch bezogen auf die Körperteile, die der Körpermittellinie näher liegen. Die Übertragung der Rechts-Links-Einordnung auf Dinge, die sich nicht unmittelbar am Körper befinden, ist als ein weiterer Entwicklungsschritt anzusehen. Die Gliedmaßen der Körperhälften werden nun jeweils für speziellere Tätigkeiten eingesetzt, wodurch sich bei den meisten Menschen eine Vorzugshand, ein Vorzugsbein, ein Vorzugsohr, ein Vorzugsauge und eine Vorzugsdrehseite herausbildet. Ebenso entwickelt sich eine Leistungsdominanz einer Körperseite insbesondere bei den Händen. Eine fehlende Seitigkeitsentwicklung kann einen Hinweis auf eine Entwicklungsverzögerung oder -störung geben, ist aber auch bei Menschen ohne jede Beeinträchtigung zu finden.

Die **Formwahrnehmung** ist, wie oben schon angeführt, von einer guten Entwicklung des Tast- und Berührungssinns sowie der Tiefensensibilität abhängig. In konkreten Handlungs- und Bewegungssituationen können über diese Sinnesinformationen Formen erkannt und über die innere Vorstellung als feststehende Symbole und Begriffe übernommen werden.

Die Entwicklung der **Raumwahrnehmung** vollzieht sich in drei Dimensionen. Anfangs erlebt das Kind sich als Bezugspunkt zu seiner räumlichen Umgebung, es ist sozusagen der Nullpunkt des dreidimensionalen Koordinatensystems. Es hat also Schwierigkeiten, Objekte seiner Umgebung in ihren Beziehungen zueinander zu erkennen. Erst, wenn es eine feste Raumstruktur mit allen drei Dimensionen entwickelt hat, wird es ihm möglich, sich und Gegenstände selbstverständlich richtig einzuordenen. Die Entwicklung der Raumwahrnehmung läuft folgendermaßen ab:
Das Neugeborene ist der Schwerkraft ausgesetzt. Sein Gleichgewichtssystem lernt, sie zu überwinden. Die Dimension Höhe-Tiefe mit dem Ich als Ausgangspunkt wird erworben. Nun folgt die horizontale Dimension durch die Seitigkeitsentwicklung (siehe oben).

Schließlich kommt die dritte und letzte Dimension dazu, die Vorne-Hinten-Dimension. Die Richtung nach vorne wird dem Kind zuerst einschätzbar, dann erst die nach hinten. Wichtig für die Entwicklung dieser Dimension ist die Fähigkeit zur Fortbewegung des eigenen Körpers, da nur so eine Veränderung der Perspektive entsteht. Durch die Verarbeitung der Sinnesinformationen können Entfernung und Richtung eingeschätzt werden. In diesem Bereich ist also die visuelle Wahrnehmung von großer Bedeutung. Aber auch das Körperschema und die auditive Wahrnehmung sind für eine gute Raumwahrnehmung und -orientierung wichtig. Ersteres ist Grundlage für die Vorstellung von der Ausrichtung des Körpers im Raum. Über letztere können Schallquellen lokalisiert werden. Durch den Widerhall in einem Raum läßt sich darauf schließen, ob er groß oder klein ist, ob man sich in der Nähe von einer Wand befindet oder in der Mitte des Raumes.

Die richtige räumliche und zeitliche Planung bzw. die Umsetzung von **Bewegungshandlungen** (Handlungsplanung/Praxie) ist abhängig von der Entwicklung des Körperschemas und der Raumwahrnehmung. Genauso sind der Aufbau und die Speicherung von Bewegungsmustern über Erfahrungen aus den Bereichen der Tiefensensibilität und des Tast- und Berührungssinns von großer Bedeutung. Nur bei einer gelungenen Integration dieser Fähigkeiten ist das Kind in der Lage, seinen Körper in Beziehung zu Raum und Zeit sinnvoll zu planen und zu steuern.

Die **Auge-Hand-Koordination** ist eine hochkomplexe Fähigkeit, die auf einer Vielzahl anderer Fähigkeiten basiert. Hände und Finger müssen exakt die Bewegungen ausführen, die die Augen dem Gehirn in Auftrag geben. Dabei reicht es nicht aus, die Informationen der Augen mit denen der Hände zu verknüpfen. Vielmehr ist es notwendig, Gleichgewichts-, Tast- und tiefensensible Informationen über den gesamten Körper miteinzubeziehen, z.B. die Stellung im Raum und der jeweiligen Körperposition in Beziehung zu anderen Objekten im Raum. Die visuelle Wahrnehmung basiert ebenso auf einer Reihe von Gleichgewichts-, Tast- und tiefensensiblen Erfahrungen aus konkreten Handlungs- und Bewegungsvollzügen. Falls einer dieser angesprochenen Bereiche entwicklungsverzögert oder gestört ist, leidet die gesamte Hand-Auge-Koordination darunter.

Anhand der nachfolgenden Darstellung eines Bewegungsangebotes innerhalb einer Förderstunde sollen die beschriebenen Zusammenhänge verdeutlicht werden. Zuerst werden die einzelnen Wahrnehmungsbereiche und deren Beziehungen untereinander dargestellt und dann mögliche praktische Umsetzungen:

a) Tast- und Berührungssinn: basiert auf Tiefensensibilität und
                                 Gleichgewichtssinn,

b) Tiefensensibilität :   basiert auf Tast- und Berührungssinn
                                 und Gleichgewichtssinn,

c) Gleichgewichtssinn: basiert auf Tiefensensibilität, Tast- und
                                 Berührungssinn,

d) Visuelle Wahrnehmung: basiert auf Tiefensensibilität, Gleichge-
                                 wichtssinn und konkreten Bewegungs-
                                 erfahrungen,

e) Akustische Wahrnehmung

f) Körperschema: basiert auf Tast- und Berührungssinn,
                                 Tiefensensibilität und Gleichgewichts-
                                 sinn,

g) Seitigkeit: basiert auf Tast- und Berührungssinn,
                                 Tiefensensibilität, Gleichgewichtssinn
                                 und Körperschema,

h) Raumwahrnehmung: basiert auf Tast- und Berührungssinn,
                                 Tiefensensibilität, Gleichgewichtssinn,
                                 akustischer Wahrnehmung, Körper-
                                 schema, Seitigkeit und Handlungs-
                                 planung,

i) Handlungsplanung: basiert auf Tast- und Berührungssinn,
                                 Tiefensensibilität, Gleichgewichtssinn,
                                 Körperschema, Seitigkeit und Raum-
                                 wahrnehmung,

j) Farbwahrnehmung: basiert auf visueller und
                                 Figur-Grund-Wahrnehmung,

k) Figur-Grund-Wahrnehmung: basiert auf visueller Wahrnehmung
                                 u.a..

Stundenbeginn: „Farbendifferenzierungsspiel"

1. *Während des Geräuschs einer Rassel laufen die Kinder um ein rundes, buntgefächertes Schwungtuch herum. Dies spricht an:*
b) Tiefensensibilität, c) Gleichgewichtssinn, d) Visuelle Wahrnehmung, e) Akustische Wahrnehmung, g) Seitigkeit, h) Raumwahr‐nehmung, i) Handlungsplanung.

2. *Bei dem Schlag auf ein Tambourin sollen sich die Kinder in das jeweils nächste Farbfeld setzen.*
b) Tiefensensibilität, c) Gleichgewichtssinn, d) Visuelle Wahrnehmung, e) Akustische Wahrnehmung, h) Raumwahrnehmung, i) Handlungsplanung, j) Farbwahrnehmung, k) Figur-Grund-Wahrnehmung.

3. *Der Übungsleiter/die Übungsleiterin befragt die Kinder nach der Farbe des von ihnen besetzten Feldes.*
j) Farbwahrnehmung.
Oder Variation:

4. *Bei dem Schlag auf ein Tambourin stoppen die Kinder ihren Lauf und hören auf die Anweisung des Übungsleiters.*
b) Tiefensensibilität, c) Gleichgewichtssinn, e) Akustische Wahr‐nehmung, f) Körperschema, g) Seitigkeit, i) Handlungsplanung, k) Figur-Grund-Wahrnehmung.

5. *Der Übungsleiter/die Übungsleiterin nennt eine Farbe.*
e) Akustische Wahrnehmung, i) Handlungsplanung, k) Figur-Grund-Wahrnehmung.

6. *Die Kinder sollen sich entsprechend der Farbe auf das richtige Farbfeld des Schwungtuchs setzen*
b) Tiefensensibilität, c) Gleichgewichtssinn, d) Visuelle Wahrnehmung, f) Körperschema, h) Raumwahrnehmung, j) Farbwahrnehmung, k) Figur-Grund-Wahrnehmung.

2.3 Didaktisch-methodische Prinzipien

Psychomotorisch orientierte Arbeit mit Kindern und Jugendlichen erfordert eine Umorientierung in der didaktisch-methodischen Vorgehensweise. Die praktische Umsetzung psychomotorischer bzw. motopädagogischer Inhalte und Zielsetzungen basiert auf folgenden Prinzipien:

- der Ganzheitlichkeit,
- der Kindzentriertheit,
- der Offenheit.
- der Entwicklungsorientiertheit,
- der Handlungsorientiertheit

Das Prinzip der **„Ganzheitlichkeit"** bedeutet, daß die Kinder nicht ausschließlich nach ihren funktionalen Schwächen beurteilt und gefördert werden, sondern ihre gesamte Persönlichkeit mit den motorisch-körperlichen, geistigen und emotional–sozialen Komponeten innerhalb der Fördermaßnahmen zu berücksichtigen sind.

„Entwicklungsorientiertheit" besagt, daß die inhaltliche Struktur des Förderunterrichts dem jeweiligen Entwicklungsniveau und den individuellen Lern- und Leistungsfortschritten der Kinder gerecht werden muß. Die methodische Umsetzung erfolgt durch den Einsatz von Bewegungssituationen,

- die unterschiedliche Erlebnisgehalte anbieten, so daß alle Kinder Freude und Motivation entwickeln können,
- die so vielseitig sind, daß alle Kinder trotz unterschiedlicher Voraussetzungen eine Chance auf Erfolgserlebnisse haben,
- die so strukturiert sind, daß sie für die unterschiedlichen Könnensstufen der Kinder Einstiegsmöglichkeiten bieten.

Das Prinzip der **„Kindzentriertheit"** bezieht sich auf die allgemeine pädagogische Zielsetzung der Erziehung zur Selbstverwirklichung und Selbstbestimmung in sozialer Gemeinschaft. Kinder, insbesondere mit Auffälligkeiten und Störungen, erfahren sich im Alltag wie auch im Kindergarten oder der Schule weitgehend fremdbestimmt. Kindzentriertes Vorgehen, das die Selbstbestimmung fördern soll, bedeutet

- die Berücksichtigung von Neigungen und Interessen der Kinder,
- die Schaffung von Möglichkeiten, die eigenen Bedürfnisse und Wünsche zu realisieren,
- die Beteiligung an der Verantwortung und Mitgestaltung der Förderstunde.

„Handlungsorientiertheit" meint nicht das Schaffen eines reinen Aktivismus, sondern das Angebot von Bewegungsaufgaben und Lernsituationen, in denen die Kinder selbsttätig mit den ihnen zur Verfügung stehenden Mitteln und Fähigkeiten Lösungswege suchen und in Kooperation mit anderen Kindern zu Ergebnissen kommen. Die Bewegungssituationen müssen dementsprechend so strukturiert sein, daß sie

* die Selbständigkeit der Kinder provozieren und fördern,
* explorierendes und experimentierendes Umgehen mit sich selbst, der dinglichen und sozialen Umwelt ermöglichen.

Das Prinzip der **„Offenheit"** stellt die Abkehr von festgelegten und unverrückbaren Methoden und Inhalten dar. In Anlehnung an die Leitgedanken „Selbstbestimmung" und „Selbstverwirklichung" werden den Kindern in der Förderpraxis weitgehend offene Spiel- und Bewegungssituationen und freie Wahl zwischen Gruppenaktivitäten und individueller Tätigkeit angeboten. Außerdem werden überwiegend nicht-direktive Unterrichtsmethoden eingesetzt.

Innerhalb eines solchen didaktisch-methodischen Ansatzes kommt den ÜbungsleiterInnen generell eine veränderte Rolle im Unterrichtsgeschehen zu. Obwohl die ÜbungsleiterInnen je nach Situation und Vorhaben zwischen mehr direktiven und nicht-direktiven Vorgehensweisen wechseln können, erfüllen sie doch hauptsächlich eine begleitende, unterstützende und impulsgebende Funktion.

Wichtig bei dem Einsatz der verschiedensten Spiel- und Materialangebote ist natürlich der Sicherheitsaspekt. Um entwicklungsfördernd arbeiten zu können, darf der Sicherheitsaspekt nicht dazu führen, daß aufgrund des Ausschlusses jeglicher Risikofaktoren der Handlungs- und Erfahrungsspielraum der Kinder gravierend eingeschränkt wird. Kinder lernen nicht durch Ausgrenzung mit Risiko und Gefahren sinnvoll umzugehen, sondern nur dann, wenn sie mit ihnen konfrontiert werden. Für die Praxis ist es daher notwendig, sich grundlegend über die Einsatzmöglichkeiten der jeweiligen Materialien und Geräte zu informieren. Ebenso müssen die individuellen Voraussetzungen der beteiligten Kinder in die Planung und Gestaltung der Förderstunden mit einbezogen werden.

2.4 Planung einer Psychomotorik-Stunde

Grundlagen:
Die Frage ist nun, wie erfolgt die praktische Umsetzung der didaktisch-methodischen Prinzipien in einer Psychomotorik-Stunde? Welche konkreten Auswirkungen hat das für die Bewegungsstunde?
Bevor die Fragen anhand der Darstellung einer exemplarischen Psychomotorik-Stunde beantwortet werden soll, ergeben sich vorab einige grundsätzliche Veränderungen in den Vorüberlegungen und dem Planungsgeschehen.

Die typische Dreigliederung: Aufwärmphase – Hauptteil – Schluß, verliert an Relevanz, obwohl sie, wie auch in dem folgenden Stundenbeispiel, noch in Ansätzen Anwendung finden kann. Stattdessen bestimmt in der Regel ein konkreter Förderinhalt die gesamte Stunde, z.B. in Form einer gespielten Geschichte oder einer gemeinsamen Aufgabe. Die Stunde beginnt dann nicht mit einer Aufwärmphase und endet mit einem Abschlußspiel. Die Geschichte muß jedoch einen Anfang und ein Ende besitzen bzw. sollten die Kinder zu einer Lösung der gestellten Aufgabe kommen. Die Rolle des Übungsleiters/der Übungsleiterin wird variabler. In einer Stunde kann die Vorgehensweise von konkreten Anweisungen bis hin zum gleichberechtigten Mitspielen wechseln. Je nach Situation ist eine Entscheidung zu treffen, in welcher Weise sich der Übungsleiter/die Übungsleiterin in die jeweilige Stundenhandlung einbringt (einbringen muß). Daß der Übungsleiter/die Übungsleiterin die letztendlich verantwortliche Person ist und bleibt, sollte allerdings grundsätzlich geklärt werden.

Die inhaltliche Gestaltung wird insgesamt situativer. Die Planung erfolgt wesentlich offener. Die klare Festlegung von Inhalten und deren Abfolge in der Stunde wird ersetzt durch grundsätzliche Fördervorhaben, die breite Variationsmöglichkeiten hinsichtlich der konkreten inhaltlichen Gestaltung und Abfolge einbeziehen. Vorausschauend muß der Übungsleiter/die Übungsleiterin neben der eigentlichen Zielvorgabe weiterführende Spielideen und Variationsmöglichkeiten in die Planung miteinbeziehen. Ebenso müssen zusätzliche Materialien für einen spontanen Einsatz vorbereitet sein. Nur in dieser Weise ist es möglich, plötzlich auftauchenden Bedürfnissen, Ideen, Problemen oder Konflikten gerechtzuwerden.

Die Größe der Gruppe hat selbstverständlich Einfluß auf die Planung der Stunde. In einer Gruppe von fünf bis zehn Kindern kann der/die ÜbungsleiterIn viel situativer, flexibler und individueller arbeiten. Eine Gruppe von zehn oder mehr Kinder schließt die zuvor angesprochenen diadaktisch-methodischen Prinzipien und deren Umsetzung in der Planung und Durchführung der Stunde nicht aus. Selbstverständlich ergeben sich hinsichtlich der Auswahl der Inhalte, der Stundenstruktur sowie der Rahmenbedingungen andere Voraussetzungen. Die Bewegungsangebote können dennoch so gestaltet sein, daß alle Kinder je nach ihrem Könnensstand Zugang zu dem jeweiligen Inhalt finden, daß sie Ideen und Bedürfnisse einbringen können und entsprechende Erfahrungen und Erfolgserlebnisse sammeln. Deshalb ist das nachfolgende Stundenbeispiel so gewählt, daß die inhaltliche und methodische Umsetzung auch in einer Großgruppe erfolgen kann.

Anhand von mehreren Schlüsselsituationen in dem folgenden Stundenbeispiel soll aufgezeigt werden, wie vielfältig und situativ sich das methodische Vorgehen und Handeln in einer Psychomotorik-Stunde darstellen kann und welche Vorüberlegungen dazu notwendig sind.

Vor jeder Stunde ergeben sich grundsätzlich Unsicherheiten dahingehend:
• in welcher Stimmungslage sich die Kinder befinden,
• welche Bedürfnisse und Ideen die Kinder mitbringen,
• welche Erwartungshaltung der Kinder gegenüber dem/der ÜbungsleiterIn und seiner/ihrer Planung besteht,
• ob Konflikte in die Stunde mit hineingezogen werden.

Ein Gesprächskreis zu Beginn der Stunde kann darüber erste wichtige Informationen geben.
Ausgehend von festen Rahmenbedingungen und dem grundlegenden Fördervorhaben entstehen in jeder Schlüsselsituation neue methodische und inhaltliche Möglichkeiten bzw. Notwendigkeiten, die den Fortgang der Stunde beeinflussen.

Ausgangssituation

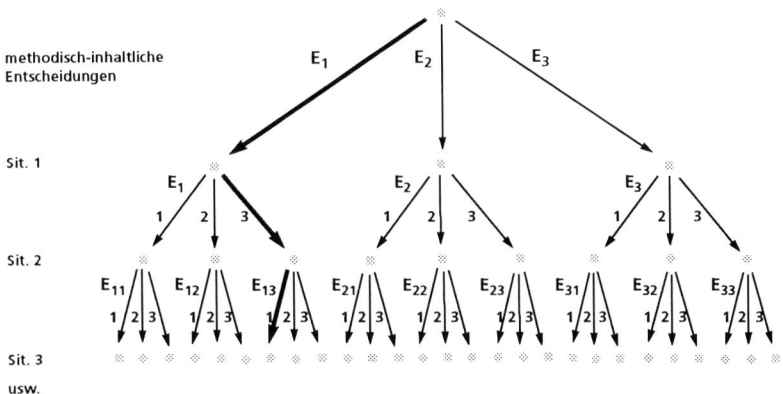

Es gibt insofern keine festgelegte Abfolge der Stunde, sondern eine Vielzahl an möglichen Abläufen, z.B. A – E_1 – E_{13} – E_{131} usw., wobei das eigentliche Förderziel/-vorhaben nicht aus den Augen verloren werden darf.

Stundenbeispiel:

Grundvoraussetzungen
1. Förderplan der jeweiligen Kinder;
2. feste Rahmenbedingungen:
   - deutlicher Anfang und Ende der Stunde,
   - klare Grundregeln,
   - Festlegung von bestimmten Ritualen (z.B. Gesprächskreis),
   - Rolle/Position des Übungsleiters/der Übungsleiterin in der Gruppe.

Stundenvorhaben
Gleichgewichtserfahrungen auf dem Rollbrett
1. Ausprobieren verschiedener Körperpositionen auf dem Rollbrett;
2. Anfahren, Abbremsen, Richtungswechsel.

Situation 1/Ausgangssituation:
Gesprächskreis

- Bekanntgabe des Stundenvorhabens,
- Klärung von Bedürfnissen/Interessen,
- Situationseinschätzung durch den/die ÜbungsleiterIn,
- Regeln erörtern.

Dabei können sich folgende Fragen ergeben, die eine entsprechende Entscheidung verlangen:

1. Fehlt es den Kindern an Motivation?	lustiges Spiel; Spannungsaufbau durch Einbindung in eine Geschichte,
2. Brauchen die Kinder Entlastung?	bewegungsintensives Spiel,

Entscheidung: „Laufspiel"

3. Sind die Kinder chaotisch und unproduktiv?	mehr Struktur/Anweisungen, größere Präsenz des Übungsleiters/der Übungsleiterin,
4. Sind die Kinder müde oder abgespannt?	motivierendes Bewegungsangebot; eher passives Bewegungsangebot (z.B. die Kinder auf einer Weichbodenmatte schieben).

Situation 2:
Die Rollbretter sind ausgegeben; die Kinder sollen experimentieren, bekannte Inhalte anwenden.

1. Die Kinder haben keine Ideen; sie sammeln keine neuen Erfahrungen, wenden sich anderen Dingen bzw. Aktivitäten zu.	- konkrete Spielvorschläge, - neues Material hereingeben, - indirekte Spielvorgaben durch Mitmachen des/der ÜbungsleiterIn, - vereinzelte Ideen an die gesamte Gruppe herantragen;

2. Das Spielangebot ist schnell ausgereizt; den Kindern wird es langweilig.

- neue Spielform aufgreifen,
- weitere Materialien hereingeben;

Entscheidung: „Ziehen der Rollbretter mit Seilen, Tau, Reifen.

3. Die Kinder haben viele Ideen und sind kreativ.

- Spiel laufen lassen, Zeit geben,
- mitspielen,
- Situation beobachten.

Situation 3:
Ein Kind möchte an diesem Partnerspiel nicht teilnehmen.

- zunächst ignorieren, damit das Kind lernt, sich auch mit unangenehmen, nicht gewollten Inhalten auseinanderzusetzen,
- indirekte Intervention, z.B. ÜbungsleiterIn bietet sich als SpielpartnerIn an,
- direkte Kontaktaufnahme, in dem gemeinsam die Reaktion bzw. die Probleme besprochen werden,
- Spielideen anderer Kinder anbieten,
- neue Spielvorschläge, -ideen des Kindes oder des Übungsleiters/der Übungsleiterin aufgreifen.

Entscheidung: „Das Kind darf mit Hütchen eine Slalomstrecke bzw. einen Geschicklichkeitsparcours abstecken."

Situation 4:

Ein anderes Kind, das oft das Bedürfnis hat, im Mittelpunkt zu stehen, bekommt die Situation 3 mit und reagiert störend, indem es die Hütchen umfährt.

- klare Absprachen, Regeln vereinbaren,
- dem Kind die Möglichkeit geben, auch im Mittelpunkt zu stehen, eine Sonderaufgabe erteilen,
- Umlenkung der Aufmerksamkeit durch die Einbindung in das Spiel, Rolle zuteilen.

Entscheidung: „Das Kind darf einen Teil des Parcours mitaufbauen.“

Situation 5:

Der Inhalt, sich mit Seilen, Tauen, Reifen zu ziehen bzw. durch den Geschicklichkeitsparcours zu fahren, ist schon vor dem Stundenende ausgelebt.

- ganz neue Spielidee vom ÜbungsleiterIn einbringen,
- ÜbungsleiterIn spielt mit, versucht durch indirekte Intervention, neue Ideen in der Auseinandersetzung mit den vorhandenen Materialien zu provozieren,
- weiteres Material geben,
- die Gruppe zu einer gemeinsamen Spielform zusammenbringen.

Entscheidung: „Gemeinsame Fahrt auf der Weichbodenmatte“

Situation 6:
Abschlußkreis

- Besprechung der Inhalte,
  Bewußtmachung der
  eigenen Handlungen,

*Entscheidung: „Bewußtmachen der
jeweiligen Spielideen/-handlungen
sowie Thematisierung der Erfolgserlebnisse. "*

- Planung der nächsten
  Stunde,
- Vorausschau.

2.5 Hinweise zum Praxisteil

Wie in den psychomotorischen bzw. motopädagogischen Literalien üblich, werden die Inhalte in die schon zu Beginn angesprochenen Bereiche: Material-, Körper- und Sozialerfahrung aufgegliedert. Die anschließend folgenden Praxisbeispiele lassen sich ebenso zuordnen. Unser Anliegen ist es aber, eine Beziehung zu den einzelnen Entwicklungsthemen herzustellen, so daß der Praxisteil in die Bereiche:
- Gleichgewicht
- Berührungssinn
- Tiefensensibilität
- Körperschema
- Koordination beider Körperhälften
- Seitigkeit
- Formwahrnehmung
- Raumwahrnehmung
- Bewegungsplanung
- Auge-Hand-Koordination
- visuelle Wahrnehmung
- akustische Wahrnehmung
aufgegliedert ist.

Ebenso wird daraufhingewiesen, daß die Autoren nicht die Absicht verfolgen, den Lesern dieser Broschüre Rezeptvorschläge oder Therapievorschläge für die Arbeit mit (auffälligen) Kindern anzubieten. In diesem theoretischen Abschnitt sind zwar einige wesentliche und wichtige Aspekte der kindlichen Entwicklung erörtert worden. Die folgenden Praxisvorschläge zu den einzelnen Entwicklungsthemen sollen aber nicht als eine notwendige Aneinanderreihung von Bewegungsangeboten verstanden werden. Vielmehr möchten wir auf mögliche Inhalte zu den jeweiligen Entwicklungsbereichen hinweisen.

Die folgenden Praxisvorschläge werden in einem festgelegten Raster beschrieben:
- Spielname,
- Anzahl der MitspielerInnen/Sozialform,
- Spielform,
- Spielcharakter,
- Spielmaterial,
- Spielidee.
Gegebenenfalls ist eine zusätzliche Skizze zu bestimmten Spielmaterialien und deren Aufbau beigefügt.

Die Broschüre eignet sich hauptsächlich für die Arbeit mit Kindern im Elementar- und Primarbereich, einzelne Beispiele können aber auch noch bei älteren Kindern angewendet werden.

3. Vorschläge für die Praxis

3.1 Gleichgewicht

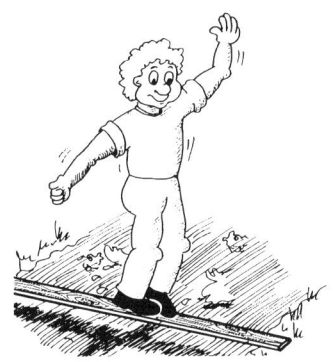

Spinnenball
- beliebige Anzahl (zwei Mannschaften)
- Halle/Spielfeld
- Wettkampf
- lebhaft, anstrengend
- Ball

Die Kinder werden in zwei Mannschaften aufgeteilt. Sie spielen in einem festgelegten Spielfeld auf zwei Tore (Größe je nach Gruppe). Die Kinder befinden sich in Rücklage, wobei die Fortbewegung mit den Beinen und Armen (rückseitig) erfolgt („spinnenartig"). Der Ball darf nur mit den Beinen bewegt werden.

Stab überreichen
- beliebige Anzahl/Paare (Dreiergruppe)
- beliebiger Spielort/begrenzte Fläche – von Seite zu Seite
- Kooperation
- konzentriert
- Gymnastikstäbe

Jedes Kind der Gruppe bekommt zwei Gymnastikstäbe. Jedes Paar erhält noch einen weiteren Gymnastikstab. Ein Kind transportiert einen Gymnastikstab mit Hilfe der beiden anderen Gymnastikstäbe zur Mitte einer festgelegten Strecke. Dort wird der Stab an das andere Kind übergeben, das wiederum den Stab zur anderen Seite transportiert.

Eierlauf
- beliebige Anzahl/einzeln
- beliebiger Spielort/Parcours
- konzentriert
- Kochlöffel, Eier (Gummieier) oder Tischtennisbälle

Die Kinder sollen versuchen ein Ei oder Tischtennisball mit einem Kochlöffel durch einen festgelegten Parcours zu transportieren, dort das Ei eventuell auch den Löffel an ein anderes Kind übergeben.
Variation: Der Parcours kann durch Matten, Kästen, Leitern, usw. erschwert werden.

Bierdeckel balancieren
- beliebige Anzahl
- beliebiger Spielort/Parcours
- konzentriert
- Bierdeckel

Die Kinder probieren aus, auf welchen Körperteilen sie Bierdeckel transportieren können.
Variation: Die Bierdeckel werden über/durch einen Parcours balanciert, bei dem sich die Kinder auch bücken oder über etwas hinwegsteigen müssen.
Die Kinder probieren aus, wieviele Bierdeckel sie auf einem Körperteil balancieren können.

Gemeinsam aufstehen
- beliebige Anzahl/Paare
- beliebiger Spielort
- Kooperation
- konzentriert, anstrengend

Zwei Kinder sitzen Rücken an Rücken auf dem Boden. Durch gleichzeitiges Drücken, Strecken sollen die Kinder versuchen, gemeinsam aufzustehen, ohne die Hände am Boden abzustützen und ohne umzufallen.
Variation: Die Kinder sitzen sich gegenüber und fassen sich an den Händen. Ohne loszulassen versuchen sie, durch Ziehen und Strecken gemeinsam aufzustehen.

Das Rundtau hält uns alle

- mindestens sechs Kinder
- beliebiger Spielort
- Kooperation
- konzentriert
- Rundtau

Alle Kinder fassen das Tau mit beiden Händen und suchen sich einen festen Stand auf dem Boden. Auf ein Kommando lassen sich alle gleichzeitig langsam nach hinten kippen. Je nach Verteilung der Kinder und deren Größe/Gewicht muß die Gruppe nun entsprechend reagieren. Ebenso müssen die Kinder einzeln darauf achten, wie weit sie sich nach hinten lehnen können, ohne insgesamt das Gleichgewicht zu verlieren.

Baumstammtransport

- ca. 20 Kinder
- Halle/Mattenunterlage
- Kooperation
- konzentriert, anstrengend
- Turnmatten

Bis auf ein Kind legen sich die Kinder paarweise Kopf an Kopf nebeneinander. Dann strecken alle ihre Arme hoch, so daß ein „Transportband" entsteht. Das übrige Kind legt sich (evtl. mit Hilfe) steif wie ein Brett auf die ausgestreckten Hände an einer Seite des Transportbands. Die Aufgabe der Gruppe ist es dann, das Kind durch Weitergabe zum anderen Ende des Transportbandes zu befördern.

Vertrauenspendel

- mindestens zehn Kinder
- beliebiger Spielort/Kreis
- Kooperation
- konzentriert

Die Kinder bilden einen engen Kreis ohne Lücke. Ein Kind stellt sich in die Mitte und macht sich durch Anspannung steif wie ein Brett. Mit geschlossen Augen läßt sich das Kind nach irgendeiner Seite kippen. Die Kinder im Kreis fangen das Kind gemeinsam auf und schubsen es sanft zu einer anderen Seite.

Abseilen
- beliebige Anzahl/Paare
- beliebiger Spielort
- Wettkampf
- lebhaft/konzentriert
- Langbänke

Soviele Bänke wie nötig werden mit ca. 2 m Abstand parallel zueinander aufgestellt.Die Partner stehen sich gegenüber auf den Bänken und halten zwei zusammengeknotete Seile in den Händen. Sie versuchen, sich gegenseitig von der Bank herunterzuziehen.

° **Gleichgewichtsanforderung: Auf- und Abbewegungen in der Senkrechten**

Wippbrett ausbalancieren
- beliebige Anzahl/Paare
- Halle
- Kooperation
- konzentriert

- Wippbretter (ein mit einer Gummiauflage versehenes Brett ca. 1 m x 0,4 m – das Brett ist auf einem Therapiekreisel befestigt).

Zwei Kinder bekommen ein Wippbrett. Auf dem Wippbrett sollen die Kinder hin- und herwippen und versuchen, sich gemeinsam in ein Gleichgeweicht zu bringen, so daß das Wippbrett nur noch mit dem Therapiekreisel Bodenkontakt hat.

Wippbrettparcours
- beliebige Anzahl/einzeln
- Halle/Parcours
- recht lebhaft, konzentriert
- Wippbretter

Die Wippbretter werden hintereinander zu einem Parcours zusammengelegt, den die Kinder einzeln in einer Reihe bewältigen sollen.

Roll-Wipp

- Anzahl je nach Materialangebot/einzeln
- Halle
- konzentriert
- Roll-Wipps (Ein Brett ca. 70 cm x 20 cm – an der Oberfläche gummiert – an der Unterseite eine Führungsleiste, die es ermöglicht, daß das Brett sich nur in zwei Richtungen auf einer Rolle bewegen kann).

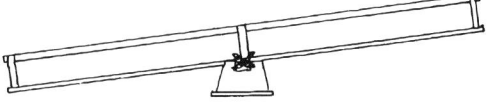

Die Kinder sollen versuchen auf dem Roll-Wipp durch vorsichtiges Ausbalancieren ins Gleichgewicht zu kommen, so daß das Roll-Wipp sich nur noch auf der Rolle bewegt.
Vorsicht: Zu Beginn ist eine Hilfestellung bzw. Sicherung notwendig.

Große Wippe

- beliebige Anzahl/einzeln
- Halle
- konzentriert
- zwei Langbänke, Seile

Zwei Langbänke werden umgedreht zu einem Kreuz angeordnet. Die obere Bank wird mit Seilen an der unteren befestigt. Die Kinder sollen versuchen von einem Ende der großen Wippe zum anderen Ende zu gelangen. Dabei ist es freigestellt, ob sie auf dem unteren Brett oder dem oberen Holm balancieren.

Wippe bauen

- beliebige Anzahl
- Halle
- Kooperation/einzeln
- Turnhallenausstattung

Mit der Gruppe wird überlegt, wie eine Wippe gebaut werden könnte. Bei jüngeren Kindern oder wenn keine Ideen aus der Gruppe kommen, kann man Beispiele vorgeben. Beispiele: Langbank an zwei Seilen aufhängen; Langbank/Brett auf Rollwipp/kleinen Kasten/Rohr/Autoreifen/zwei Sprungbretter legen. Wippe einzeln, zu zweit oder zu mehreren ausprobieren.

Deuserbandwippe
- in der Wippe max. drei Kinder
- Halle/fester Aufbau
- miteinander/Kooperation
- lebhaft
- Barren, vier Deuserbänder, Turnmatten

 bzw.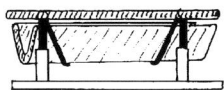

An die zwei hochgestellten Barrenholme werden jeweils zwei Deuser-bänder befestigt und miteinander zu Schlaufen verbunden. In die Schlaufen wird eine Turnmatte hineingelegt. Die Kinder sollen durch Auf- und Abbewegungen ins Wippen gelangen.

Hüpfbälle
- beliebige Anzahl/einzeln
- (Halle)
- miteinander
- lebhaft
- Hüpfbälle

Die Kinder bekommen je einen Hüpfball und dürfen sich frei in der Halle bewegen.

Variation:
1. „Hüpfball-Schlange": Die Kinder sollen in einer Reihe hintereinander hüpfen, wobei das jeweis erste Kind den Weg bestimmen kann.
2. „Hüpfball-Fangen": – in einem begrenzten Feld
   Ein Fänger versucht die Kinder hüpfend zu verfolgen. Kann er ein anderes Kind abschlagen, dann wechselt die Fängerrolle.
3. „Hüpfballparcours": – zusätzlich Kegel
   Die Kinder sollen versuchen mit den Hüpfbällen einen aufgesteckten Parcours zu durchhüpfen.
4. „Hüpfball-Fußball":
   - zwei Mannschaften
   - im begrenzten Feld
   - Wettkampf
   - zwei Tore
   Auf dem Ball hüpfend sollen die beiden Mannschaften Tore erzielen.

Rutsche

- beliebige Anzahl/einzeln
- Halle (an der Sprossenwand)
- miteinander
- lebhaft
- Sprossenwand (ersatzweise am Reck/am Barren), Langbank, Teppichfliese (Tuch), großer Kasten

Die Bank wird in die Sprossenwand eingehängt. Daneben steht als Aufgang ein großer Kasten.

Die Kinder sollen über den Kasten auf die Rutsche steigen und anschließend im Grätschsitz herunterrutschen. Als Hilfsmittel können Teppichfliesen oder Tücher benutzt werden.

Trampolinburg

- beliebige Anzahl/einzeln
- Halle
- miteinander
- lebhaft
- Minitrampolin, ein Weichboden, zwei große
  Kästen, Turnmatten

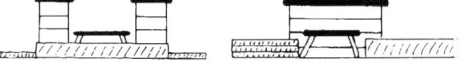

Die Kinder sollen zwischen den beiden großen Kästen auf dem Minitrampolin springen. Dabei können sie auswählen, ob sie auf den Weichboden springen wollen, oder auf eine der beiden Kisten. Bei einer Gleichgewichtsunsicherheit besteht hier die Möglichkeit, sich an den Kästen festzuhalten.

Springen auf dem Trimpolin

- beliebige Anzahl/einzeln
- Halle
- miteinander
- lebhaft
- Trimpoline

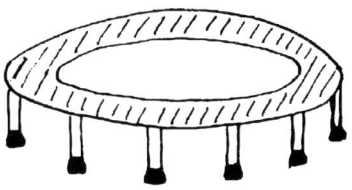

Die Kinder sollen einzeln und abwechselnd auf dem Trimpolin springen.

Variation: – mehrere Trimpoline im Kreis angeordnet

Die Kinder sollen von einem Trimpolin zum anderen springen.

Springen auf einen Berg
- beliebige Anzahl/einzeln
- Halle/fester Aufbau
- miteinander
- lebhaft
- Minitrampolin, Turnmatten, zwei große Kästen, Weichboden

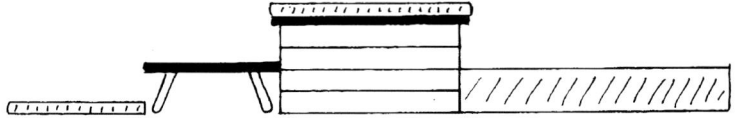

Mit Hilfe des Minitrampolins sollen die Kinder auf einen Berg hinaufspringen.

Trampolin
- bei einem Trampolin max. zehn Kinder/einzeln
- Halle/fester Aufbau
- miteinander
- lebhaft
- Trampolin, zwei große Kästen, zwei Weichböden, Turnmatten

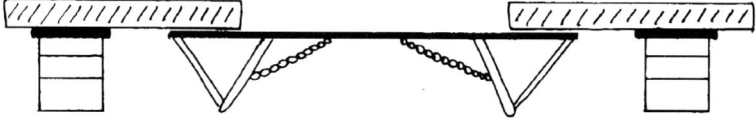

Übungen:
- Krabbeln auf dem Trampolin
- Gehen/Laufen auf dem Trampolin
- geschaukelt werden im Liegen, Sitzen
- Hüpfen in der Bankstellung
- Tierbewegungen imitieren (z. B. Froschhüpfen)
- Überqueren des Trampolins in 20 bis 2 Sprüngen
- Grundsprünge und Landungen
  (weitere Übungen sind der Spezialliteratur zum
  Trampolinspringen zu entnehmen)
Vorsicht: Die nicht springenden Kinder stellen sich zur Sicherung an
die beiden Querseiten des Trampolins.

Airtramp/Hüpfburg

- max. 20 Kinder/einzeln
- Halle (evt. auch Außengelände)
- miteinander
- lebhaft
- Airtramp

Die Kinder können sich frei unter Beachtung der Sicherheitsabsprachen auf dem Airtramp bewegen.
Vorsicht: Auf dem äußeren Wulst darf nicht gesprungen werden.
Nicht vom Airtramp herunterspringen.

Variationen:
1. „Wer bleibt am längsten stehen": Die Kinder versuchen sich gegenseitig durch extremes Hüpfen aus dem Gleichgewicht zu bringen.
2. „Fangspiele": Ein Fänger versucht andere Kinder abzuschlagen. Bewegungsart ist jedoch beidbeiniges Hüpfen.
3. „Luftballon hochhalten/zuspielen": Die Kinder versuchen, sich in der Gruppe den Luftballon zu zuspielen, ohne das dieser das Airtramp berührt.

⁕ **Gleichgewichtsanforderung: „Vor- und Rückbewegungen in der Waagerechten"**

Rollen auf Physiobällen

- beliebige Anzahl/einzeln oder paarweise
- Halle
- Kooperation
- konzentriert, mäßig lebhaft
- Physiobälle (ca. 50 cm Umfang)

Jedes Kind bzw. jedes Paar bekommt einen Physioball. Ein Kind versucht auf dem Ball zunächst bäuchlings hin und her zu rollen, ohne dabei vom Ball abzurutschen. Das zweite Kind gibt Hilfestellung wenn nötig oder gewünscht. Im weiteren Verlauf können auch andere Körperpositionen ausprobiert werden (rücklings, kniend, sitzend).

Kutschfahrt
- beliebige Anzahl/Paare, besser Dreiergruppen
- Halle
- Kooperation
- lebhaft, anstrengend
- Wolldecken (Bettlaken)

Jede Dreiergruppe bekommt eine Wolldecke. Ein Kind spielt den Kutscher, die zwei anderen sind die Zugpferde. Der Kutscher setzt sich auf die Wolldecke und wird von den beiden anderen in beliebiger Richtung durch die Halle gezogen. Nach und nach können andere Körperpositionen auf der Wolldecke ausprobiert werden (bäuchlings, rücklings, kniend oder stehend mit Festhalten an der Decke).

Erdbeben
- mindestens zehn Kinder/Gruppe
- Halle/fester Aufbau
- Wettkampf
- lebhaft
- Turnmatten, Weichboden, viele (Gymnastik-)Bälle

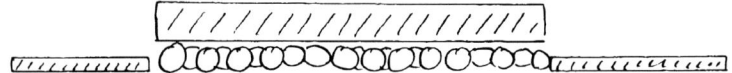

Auf eine große Anzahl von Bällen, die von Turnmatten eingerahmt sind, liegt ein Weichboden.
Die Kindergruppe verteilt sich gleichmäßig um den Weichboden herum. Ein Kind der Gruppe setzt sich, kniet sich oder stellt sich auf den Weichboden. Die Gruppe erzeugt dann durch Hin- und Herziehen des Weichbodens ein „Erdbeben" (verschiedene Stärken ausprobieren). Wer kann dem Erdbeben am längsten widerstehen?
Variation: Mehrere Kinder (max. vier) befinden sich auf dem Weichboden und versuchen sich gegenseitig beim Erdbeben zu stützen.

Pedalo fahren
- beliebige Anzahl/einzeln (anfangs paarweise aufgrund von Hilfestellung: Handfassung)
- Halle oder befestigte Freifläche/von einer Seite zur anderen
- miteinander
- lebhaft, konzentriert
- Doppelpedalos, (evtl. Markierungen)

Einzeln fahren:
- vorwärts und rückwärts fahren,
- vorwärts und rückwärts mit Gymnastikstäben zum Abstützen,
- beim Fahren etwas balancieren (z.b. Sandsäckchen auf dem Kopf/Schulter),
- Bälle transportieren,
- Ball beim Fahren prellen,
- Gegenstände beim Fahren vom Boden aufnehmen,
- über Hindernisse (z.b. Seile) hinwegfahren,
- unter Hindernissen (gespannte Schnur) hindurchfahren,
- fahren auf unterschiedlichen Untergründen (Turnläufer, Turnmatte),
- fahren über eine Rüttelstrecke (Gymnastikstäbe im Abstand unter Turnläufer),
- fahren auf einer Wellenbahn (Turnmatten unter dem Turnläufer),
- fahren auf einer Rampe (zwei gegeneinander gestellte Sprungbretter unter dem Turnläufer),
- Schrägfahren (eine Seite des Pedalos auf den Turnläufer/Turnmatte, die andere Seite am Boden).

Variationen zu zweit:
- nebeneinanderfahren mit Handfassung,
- hintereinanderfahren mit Schulterfassung,
- hintereinanderfahren mit Gegenüberstellung, so daß einer vorwärts und einer rückwärts fährt, Handfassung,
- nebeneinander-, hintereinanderfahren mit Verbindung durch Gymnastikstäbe,
- paarweise fahren und z.B. Bälle auf Gymnastikstäben transportieren.

Variationen in der Gruppe:
- wie oben, zu zweit auch in der Gruppe,
- Staffelspiele mit dem Pedalo.

Rollbrett fahren
- beliebige Anzahl
- Halle
- lebhaft
- Rollbretter

Einzeln fahren:
- in Bauchlage fahren, Hände schieben seitlich,
- in Rückenlage fahren, Füße stoßen,
- auf den Knien fahren, Hände schieben seitlich,
- im Langsitz fahren, Hände schieben seitlich,
- im Schneidersitz fahren, Hände schieben seitlich,
- im Sitzen fahren, Füße ziehen vorwärts,
- im Sitzen rückwärts fahren, Füße stoßen,
- von der Wand abstoßen,
- auf dem Bauch liegen mit den Händen in Rotation bringen.

Zu zweit fahren (ein Rollbrett):
- sitzend/liegend/kniend auf dem Rollbrett geschoben werden,
- sitzend/liegend/kniend auf dem Rollbrett gezogen werden,
- sitzend/liegend/kniend auf dem Rollbrett mit Seil/Reifen/Stab gezogen werden,
- Rücken an Rücken auf dem Rollbrett schieben bzw. ziehen mit den Beinen.

Zu zweit fahren (zwei Rollbretter):
- in Bauchlage durch Festhalten an den Füßen/Beinen wird ein Rollbrett abgeschleppt,
- Abschleppen eines Rollbretts mit Hilfe eines Seils.

Fahren in der Gruppe:
- alle sind in Bauchlage und fassen mit den Händen die Füße des Vordermanns, der Übungsleiter zieht an den Händen des ersten Kindes, so daß sich die ganze Schlange bewegt.

Schlange: (s.o.) nur mit Seilen (auch im Sitzen/Knien),

Zugfahren: (s.o.) Kinder sitzen in einer umgedrehten Kiste auf dem Rollbrett,

Busfahren: alle Kinder sitzen auf einer Langbank, die auf drei Rollbrettern steht,

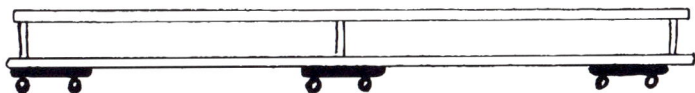

Bootfahren:	zwei Rollbretter unter dem umgedrehtem Oberteil eines Turnkastens,
Schiffahren:	vier bis sechs Rollbretter unter einer Turnmatte
Ozeanriese:	zehn bis zwölf Rollbretter unter einem Weichboden.

Rollbrett-Arrangements:

Brücke: zwei gleiche Sprungbretter werden gegeneinandergestellt, die die Kinder mit ihren Rollbrettern überqueren sollen.

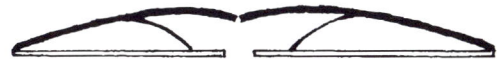

Rampe: zwei bis drei Langbänke werden einseitig auf einen Kasten oder eine Sprossenwand eingehängt. Der Übergangsbereich am Boden wird durch ein bis zwei Sprungbretter gebildet. Wenn feste Turnmatten vorhanden sind, dann sollten diese noch zusätzlich die Langbänke und die Sprungbretter abdecken.

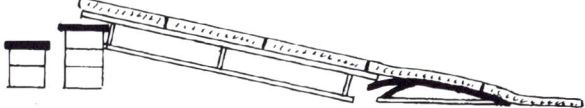

Spinnennetz: in Hüfthöhe wird mit Tauen und Seilen in einem ca. 5 x 5m großen Teilstück einer Halle ein quadratisches Spinnennetz aufgespannt. Die auf dem Rollbrett sitzenden Kinder können sich so überkopf an den Seilen entlanghangeln. Zur Befestigung der Seile am Rand dienen Volleyballstangen, Barren, Reckpfosten, Schwebebalken usw.

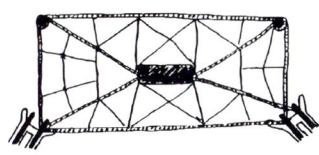

Rollbrettspiele

Fangspiele:	ein Fänger, der abgeschlagen wird, ist neuer Fänger.
Jägerball:	ein Jäger mit Schaumstoffball, der abgeworfen wird, ist neuer Jäger.
Pendel- oder Umkehrstaffel:	zwei Mannschaften, die Gegenstände transportieren müssen.
Ball in den eigenen Reihen halten:	zwei Mannschaften versuchen sich möglichst lange den Ball untereinander zuzuwerfen.
Kegel abwerfen:	jede Mannschaft hat den Auftrag die Kegel der gegnerischen Mannschaft umzuwerfen. Ebenso muß aber jede Mannschaft ihre eigenen Kegel beschützen.

Drifti-fahren

Skateboard ähnlich, nur eine ca. 40 x 70 cm große Auflagefläche mit Haltekugeln

- Gruppengröße je nach Anzahl der Drifties/einzeln
- Halle oder Außengelände
- lebhaft
- Drifties

Übungen:

- fahren im Liegen, Sitzen – Anschwung durch die Hände,
- fahren im Knien, Stehen – Anschwung durch die Beine,
- vorwärts-, rückwärtsfahren,
- kurvenfahren durch Körpergewichtsverlagerung nach links oder rechts,
- fahren entlang einer ausgesteckten Strecke,
- fahren durch einen Hindernisparcours,
- fahren von einer Rampe (s. Rollbrettarrangements).

Schaukeln

Alle folgenden Schaukeln benötigen in der Regel Seilbindungen zum Fixieren oder Sichern. Es ist daher notwendig, die richtige Auswahl von Seilen (Synthetikseile wie beim Bergsteigen) und der zugehörigen Knotentechnik (vom Segeln oder Bergsteigen) zu treffen. (Vorschläge am Ende der Broschüre.)

an den Ringen

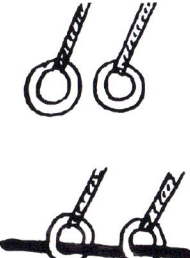

an dem Trapez

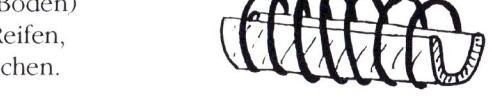

Turnmattenschaukel 1 (am Boden)
Hinweis: mindestens zehn Reifen,
da ansonsten die Reifen brechen.

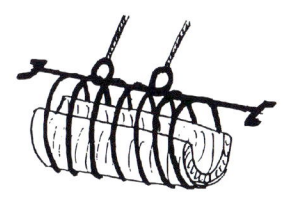

Turnmattenschaukel 2 (eingehängt an Ringen):
durch die Reifen wird eine Reckstange
geschoben, die wiederum an den Seilen
der Ringe eingehängt ist.
Hinweis: max. zwei Kinder in der Schaukel
bzw. ein Erwachsener

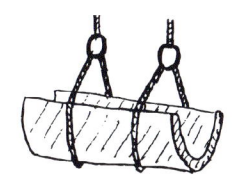

Turnmattenschaukel 3:
eine Turnmatte wird mit Seilen/Tauen an
die Ringe gebunden.
Hinweis: nicht an den Schlaufen festbinden.

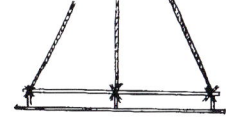

Bankschaukel:
eine kurze Turnbank wird in den Seilen der
Ringe eingehängt. Hinweis: max. zwei bis drei
Kinder auf die Schaukel – die hängenden Seile
müssen nochmals durch Seile fixiert werden.

Schiffschaukel:
ein Sprungbrett wird mit Hilfe eines
Taues an den Ringen eingehängt.
Hinweis: Das Tau muß am Sprungbrett
mit weiteren Seilen befestigt werden,
max. zwei Kinder auf die Schaukel.

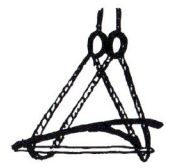

Schaukelbrett:
ein an den Ringen aufgehängtes Brett
(ca. 1 x 1 m).
Hinweis: die 4-Punktaufhängung ermöglicht verschiedene Formen des Schaukelns:
1-Punktaufhängung
2-Punktaufhängung
3-Punktaufhängung

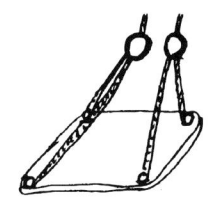

Schaukelnetz:

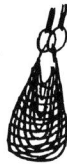 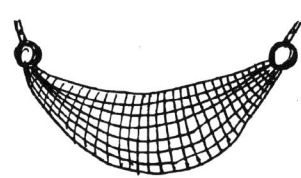

Schaukeltuch:
ein Tuch (3 x 3m/3 x 6m) aus Spezialmaterial, das mit einer Kordel ein-
gefaßt ist und an den vier Ecken Schlaufen zur Aufhängung besitzt.

1. Schaukelsack:

2. Schaukelschräge:

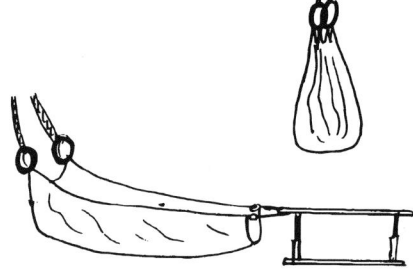

3. Schaukelschüssel:
(*Hinweis:* Befestigung an
Volleyballstangen, Reck-
pfosten, Sprossenwänden).

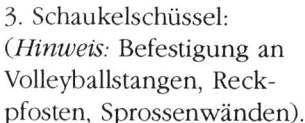 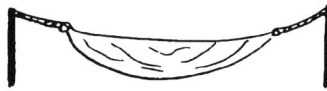

* **Gleichgewichtsanforderungen: „Körperlängsachsen und Querachsendrehungen"**

Rollen und Wälzen auf der Schiefen Ebene
- beliebige Anzahl
- Halle/Sprossenwand, Leinwand
- miteinander
- lebhaft
- Sprossen/Leinwand, zwei bis drei Turnbänke, Matten/Weichböden

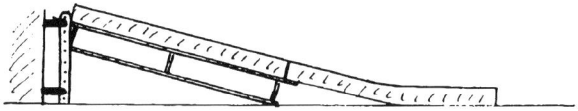

Auf der Schiefen Ebene sollen die Kinder verschiedene Varianten des Rollens und Wälzens (vor-, rückwärts, runter, rauf, usw.) ausprobieren.

Ein- und Auswickeln mit Wolldecken
- beliebige Anzahl
- Halle
- miteinander/Kooperation
- recht lebhaft
- Wolldecken

Jedes Kind bekommt eine Wolldecke, in die es sich einwickeln und anschließend auswickeln soll.
Variation: Ein Partner wickelt das Kind ein und wickelt es durch Ziehen an einer Seite schnell aus.

Rollen in der Tonne/Faß
- beliebige Anzahl/einzeln
- beliebiger Spielort/evtl. Schräge
- miteinander
- lebhaft
- Plastiktonne/Plastikfaß

Die Kinder setzen/legen sich in die umgekippte Tonne/Faß und rollen/wälzen sich selbst durch aktive Bewegung.
Variation:
- werden durch einen Partner gerollt,
- lassen sich an einer Schräge herunterrollen.

Karussell
- beliebige Anzahl/Gruppe
- beliebiger Spielort
- Kooperation
- lebhaft

Alle Kinder fassen sich in einer Reihe nebeneinander an die Hände. Das mittlere Kind bildet den Drehpunkt, alle anderen Kinder laufen in zunehmender Geschwindigkeit im Uhrzeigersinn um den Drehpunkt herum.

Drehscheibe/Varussell
- einzeln
- beliebiger Spielort
- lebhaft
- Drehscheibe/Varussell

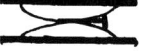 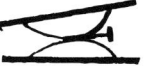

Die Kinder liegen/sitzen/knien/stehen auf der Drehscheibe/Varussell und drehen sich in beliebiger Geschwindigkeit um die eigene Achse. Dabei ist es noch möglich, den Neigungswinkel der oberen Scheibe zu verändern.

Bank-/Mattenkarussell
- beliebige Anzahl/paarweise bis Gruppe
- Halle/fester Aufbau
- Kooperation
- lebhaft
- Drehscheibe,Turnbank/Turnmatten bzw. Weichboden, Rollbretter

Unter eine Turnbank/Matte wird die Drehscheibe sowie entsprechend viele Rollbretter gelegt.

a.)

 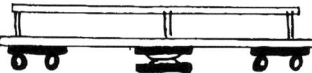 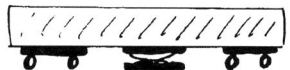

b.)

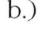 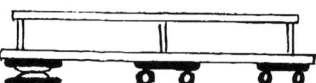 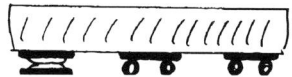

(*Hinweis:* Diese Konstruktionen funktionieren auch ohne Drehscheibe, jedoch bleibt das Karussell nicht auf dem Drehpunkt).

Rollbrettkarussell

- beliebiege Anzahl/paarweise
- Halle
- Kooperation
- lebhaft
- Rollbretter

Die Kinder liegen/sitzen auf den Rollbrettern gegenüber und versuchen, sich durch abwechselndes Ziehen an Händen/Armen in Rotation zu bringen.

Variation: Auf einem Rollbrett sitzen zwei Kinder Rücken an Rücken. Durch Schieben/Ziehen seitwärts mit den Beinen sollen sie sich in Rotation bringen.

Drehen der Schaukel

Alle an einem Punkt aufgehängten Schaukeln: Schaukelnetz, Schaukeltuch, Schaukelbrett, (s.o.) können in Rotation versetzt werden.

Variaton: Alle an zwei Punkten aufgehängten Schaukeln: Bankschaukel, Turnmattenschaukel, Schiffschaukel, Schaukelbrett (s.o.), können aufgedreht werden. Die so aufgebaute Spannung führt dazu, daß sich die Schaukel von selbst wieder aufdreht.

Balancieren

Engpaß

- beliebige Anzahl
- Halle
- Kooperation
- lebhaft/konzentriert
- Langbänke, verschiedene Kleinmaterialien wie Medizinbälle, o.ä.

Die Kinder versuchen, über Hindernisse auf den Bänken zu steigen und auch aneinander vorbeizukommen.

Schwankende Bank

Eine umgedrehte Turnbank liegt auf einem Weichboden.

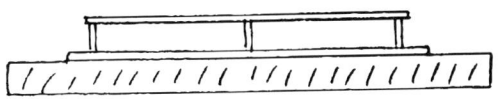

Rollbank
Eine umgedrehte Turnbank liegt auf Gymnastikstäben.

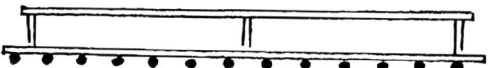

Schlappreck
Zwischen zwei Barren sind Taue gespannt.
a) parallel
b) übereinander.

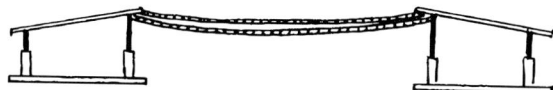

Hängebrücke
In einem Barren werden zwischen
den beiden Holmen Seile (locker
hängend) festgebunden.

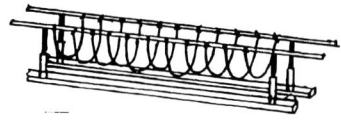

Wackelsteg
Eine Turnbank wird mit einem Ende
in die Seile der Ringe eingehängt.

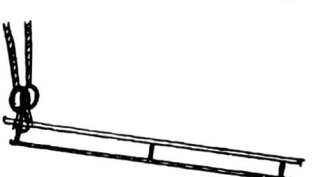

Wackelbrücke
Zwei Turnbänke werden einseitig sowie eine Turnbank wird beidseitig
in die Seile der Ringe eingehängt.

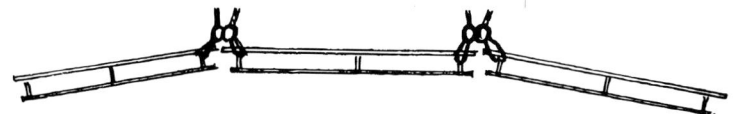

Berg- und Talsteg
Zwei Turnbänke werden einseitig auf zwei Barren aufgelegt, eine weitere Bank wird beidseitig aufgelegt.

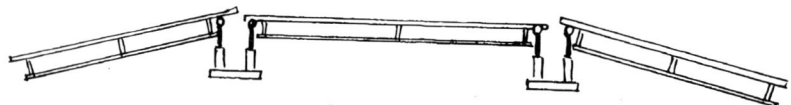

Balancierparcours
- beliebige Anzahl
- Halle
- jeder für sich/Kooperation
- Turnhallenausstattung

Mit den Geräten der Turnhalle wird ein Balancierparcours gebaut (Ideen s.o.). Die einzelnen Stationen werden durch Wackelsteine, Teppichfliesen, usw. verbunden. Die Kinder dürfen den Parcours ausprobieren, erst in eine Richtung. Ist dies nicht mehr reizvoll, geht es in die andere Richtung. Wird der Parcours langweilig, kann man mit den Kindern zusammen Ideen sammeln, wie man den Parcours umbauen könnte und dieses ausprobieren.

Variationen:

1. Bergsteiger:

Je zwei Kinder werden mit einem Seilchen um die Bäuche aneinander geknotet (darauf achten, daß die Seilchen sich nicht zusammenziehen können). Die Kinder sollen nun gemeinsam den Parcours bewältigen. Jeder sollte einmal die Führung übernehmen.

2. Krokodil:

In der Mitte des Parcours „schwimmt" ein Krokodil, das die Kinder frißt, die ins „Wasser" fallen oder hineintreten. Anfangs kann das Krokodil vom Übungsleiter/der Übungsleiterin gespielt werden, später auch von einem der Kinder.

3. Blindenführer:

Die Kinder bilden Paare, jeweils einem Kind werden die Augen verbunden. Entweder führt es der Partner an der Hand über den Parcours, oder er begleitet den Blinden nur, um ihn zu warnen, wenn es gefährlich wird. Wer es sich zutraut, darf auch alleine über den Parcours.

* **Klettern**

Klettern über Hügelbahn

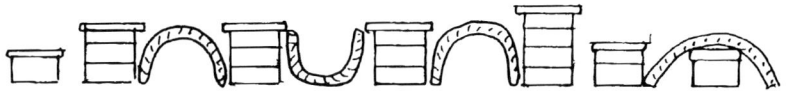

Berg- und Talbahn

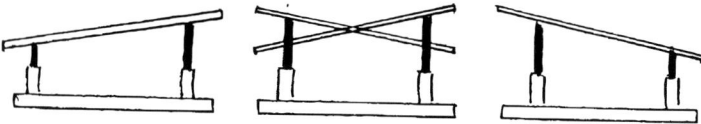

Steilwand

evtl. Tau zum Hochziehen

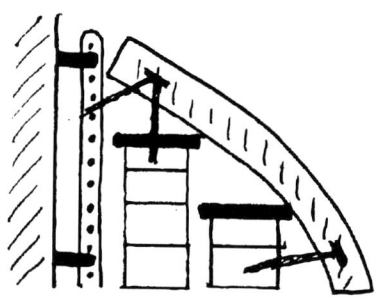

Steilwand mit Abstieg

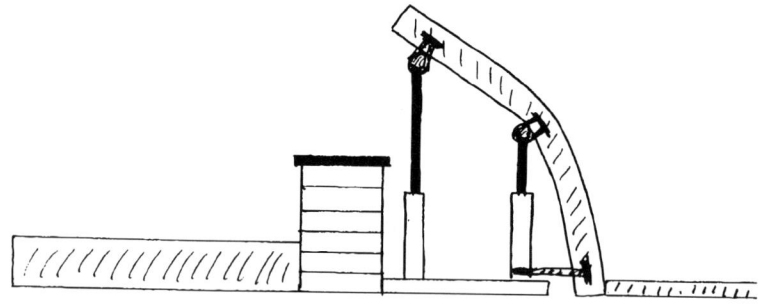

evtl. Tau zum Hochziehen

3.2 Berührungssinn (taktile Wahrnehmung)

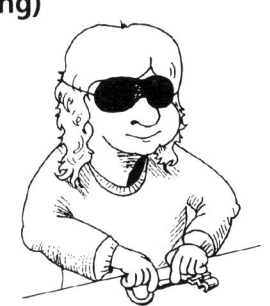

Bierdeckel

1. Bierdeckelregen
- Anzahl je nach Menge der Bierdeckel
- begrenzter Spielraum max. 4 x 4 m
- miteinander
- lebhaft
- Bierdeckel

Ein Kind bzw. eine Hälfte der Gruppe stellt/setzt sich in die Mitte. Die anderen Kinder darum werfen die Bierdeckel in die Luft, so daß sie in die Mitte herunterrieseln.

2. Bierdeckelhülle
- beliebig/mit Partner
- Halle
- Kooperation
- entspannt
- Turnmatten oder Isomatten, Bierdeckel

Zwei oder drei Kinder bilden eine Spielgruppe. Zu einer langsamen Musik wird abwechselnd ein Kind am Boden liegend von den anderen mit Bierdeckeln zugelegt, von den Beinen an aufwärts. Schließlich werden die Bierdeckel wieder langsam vom Körper in umgedrehter Richtung abgenommen.

3. Bierdeckel spüren
- beliebig/paarweise oder zu dritt
- Halle
- Kooperation
- entspannt, konzentriert
- Bierdeckel, Turnmatten/Isomatten

Ein Kind legt sich mit geschlossenen Augen rücklings/bäuchlings auf die Matte. Das/die andere(n) Kind(er) legen jeweis ein bis zehn Bierdeckel auf verschiedene Stellen des Körpers. Nach einer Weile nehmen sie diese wieder ab und das Kind soll die Stellen benennen, auf welche die Bierdeckel aufgelegt worden sind.
Variaton: Sandsäckchen anstelle der Bierdeckel.

4. Mit Bierdeckeln verkleben (s. auch Körperschema)
- beliebig/zu dritt
- begrenzte Spielfläche
- Kooperation/Wettkampf
- lebhaft/konzentriert
- Bierdeckel

Ein Kind darf die zwei anderen mit Bierdeckeln verkleben, in dem es zwischen beliebig vielen Körperteilen der Spielpartner Bierdeckel steckt. Die Aufgabe der zwei verklebten Kinder besteht darin, durch Gegendruck an den jeweiligen Körperteilen die Bierdeckel festzuhalten, so daß sie nicht zu Boden fallen. Dann sollen die so verklebten Kinder eine festgelegte Strecke zurücklegen.
Variation: Zwei Mannschaften verkleben sich gegenseitig zu einem Gebilde/Skulptur.

Einwickeln in Wolldecken (s. auch Körperschema)

Kutschfahrt auf Wolldecken (s. auch Körperschema)

Zauberkriegen
- beliebige Anzahl
- begrenzte Spielfläche
- Wettkampf
- lebhaft

Ein oder mehrere Fänger versuchen durch vorher festgelegte Berührungen die Mitspieler zu verzaubern, d.h. den Boden in bestimmter festgelegter Weise z. B. mit dem Po zu berühren. Die freien, nicht verzauberten Mitspieler können die anderen durch ebenfalls festgelegte Berührungen entzaubern.

Kettenfangen
- beliebige Anzahl
- begrenzte Spielfläche
- Wettkampf
- lebhaft

Ein Fänger versucht durch Berührung neue Fänger hinzuzugewinnen. Die Fänger müssen sich stets an den Händen fassen, so daß eine Fängerkette entsteht.

Sicher durch Körperkontakt

- beliebige Anzahl
- begrenzte Spielfläche
- Wettkampf
- lebhaft

Einem Fänger können sich die Mitspieler nur dadurch entziehen, in dem sie mit einem oder mehreren Partnern in vorher festgelegter Weise Körperkontakt aufnehmen (z. B. an die Hände fassen, die Füße berühren, Rücken an Rücken).

Zeitungsschlacht

- beliebige Anzahl
- Halle
- gegeneinander
- lebhaft, wild
- Zeitungen

Jeder rollt einige Zeitungsblätter so auf, daß eine Rolle entsteht. Die Kinder schlagen sich damit ab, bis die Zeitungen kaputt sind.

Glucke und Habicht

- ca. zehn Kinder
- Wettkampf
- lebhaft

Ein Kind spielt den Habicht. Die anderen Kinder stehen in einer Reihe hintereinander und fassen sich an die Hüfte. Das vorderste Kind ist die Glucke, die ihre Kücken beschützen muß, in dem sie sich stets zwischen Habicht und Kücken stellen muß. Der Habicht versucht durch schnelle Bewegungen an die Kücken heranzukommen. Die Aufgabe der Kücken ist dabei, nicht den Kontakt zur Glucke zu verlieren.

Wer bist du?

- beliebige Anzahl/Kleingruppen mit max. fünf Kindern
- Wettkampf
- konzentriert

Ein Kind bekommt die Augen verbunden. Die anderen Kinder bestimmen eine Person die das blinde Kind durch Ertasten erraten muß.

Variation: Mehrere Kinder verstecken sich unter einem Schwungtuch. Ein vorher bestimmtes Kind versucht nun durch Ertasten die Kinder zu erraten.

Lebende Kulisse
- mindestens zehn Mitspieler/zwei Mannschaften
- Kooperation
- konzentriert

Zwei Mannschaften bauen sich abwechselnd zu einer lebenden Kulisse zusammen, in dem sie die jeweiligen passiven Kinder in einer beliebigen Art und Weise zusammenstellen. Bedingung ist aber, daß sich alle untereinander berühren müssen.

Führen und Folgen
- beliebige Anzahl/Paare
- Kooperation
- konzentriert

Ein Kind bekommt die Augen verbunden. Das andere Kind führt das blinde Kind durch einen beliebigen Raum oder auch eine festgelegte Strecke mit Hilfe von vorher festgelegten Berührungen, z.B. Kopf = halt, Rücken = vorwärts, linke Schulter = links, rechte Schulter = rechts, usw.

Verknotete Schlange
- mindestens zehn Kinder
- Kooperation
- lebhaft

Alle Kinder fassen sich an den Händen, so daß sie eine lange Schlange bilden. Der Kopf der Schlange schlängelt sich dann so durch den Körper der Schlange, daß sie sich schließlich total verknotet hat. Schließlich soll dieser Knoten wieder gelöst werden ohne einander loszulassen.

Förderband
- mindestens zehn Kinder
- Kooperation
- lebhaft

Bis auf drei Kinder legen sich alle in Rückenlage nebeneinander, so daß ein langes Förderband entsteht. Ein Kind legt sich steif wie ein Brett auf den Anfang des lebenden Förderbandes. Das Kind wird nun durch gleichzeitiges Drehen der Kinder des Förderbandes in die Bauchlage und wiederum in die Rückenlage usw. an das andere Ende befördert.

Massage
- beliebige Anzahl/Paare
- Kooperation
- entspannt
- Tennisbälle/Igelbälle, Turnmatten/Isomatten

Ein Kind legt sich entspannt auf den Bauch bzw. Rücken. Das andere Kind massiert den Partner durch langsames Hin- und Herrollen des Balles auf dem gesamten Körper. Derjenige, der massiert wird, darf bestimmen, wo er wie feste massiert werden will. Als Begleitung eignet sich eine ruhige Musik. Zum Abschluß wird in der Gruppe besprochen, wer was am liebsten mochte, ob eher fest oder eher leicht.
Es ist wichtig herauszustellen, daß jeder es anders empfinden kann.
Variationen:
1. Kennt die Gruppe sich nicht gut oder sind die Kinder Massagen oder Partnerarbeit nicht gewöhnt, kann man ersteinmal jedes Kind für sich ausprobieren lassen, indem es sich selber massiert.
2. Unterschiedliche Materialien wie Schwämme, Pinsel, Bürsten, Federn, usw. können verwendet werden.

Fühlkisten
- beliebige Anzahl/einzeln
- Spielecke
- miteinander
- konzentriert
- Schuhkartons, Füllmaterial wie Erbsen, Linsen, Getreide, Stoffe, Felle, Watte, Folie, etc.

In mehreren Schuhkartons werden unterschiedliche Materialien gefüllt. Die Kinder sollen nun durch Hineinfassen und nur durch Fühlen den Inhalt herausfinden.

Spürparcours
- beliebige Anzahl/einzeln
- festgelegte(r) Strecke/Raum
- miteinander
- konzentriert
- Schwungtuch, Seile, Teppichfliesen, Kissen, Keulen, Bleischnüre, Bälle, Gymnastikstäbe, etc.

Unter einem Schwungtuch werden verschiedene Materialien verteilt. Die Kinder werden dann, möglichst mit geschlossenen Augen, barfuß

auf das Schwungtuch geführt. Ganz langsam sollen sie die verschiedenen Materialien mit den Füßen spüren und ertasten. Abschließend werden in der Gruppe die Ergebnisse besprochen und gemeinsam durch Aufdecken des Schwungtuches überprüft.
*Variation:*Verschiedene Materialien werden hintereinander ausgelegt. Die Kinder werden durch diesen Parcours geführt.

Schieben/Ziehen auf dem Rollbrett
- beliebige Anzahl/Paare
- Halle
- Kooperation
- lebhaft
- Rollbretter

Ein Kind in verschiedenen Körperpositionen wird auf dem Rollbrett von einem anderen Kind geschoben oder gezogen.
Variation:
1. Das Kind auf dem Rollbrett schließt die Augen.
2. Das Kind, das schiebt, schließt die Augen und das Kind auf dem Rollbrett lenkt durch verbale Ansagen.

Rollbrettfahren in verschiedenen Körperpositionen
(s. Gleichgewicht)

Geräteparcours
- beliebige Anzahl/einzeln
- Halle/festgelegter Parcours
- miteinander
- lebhaft, anstrengend
- Turnmatten, Weichböden, Turnbank, kleine Kiste, große Kästen.

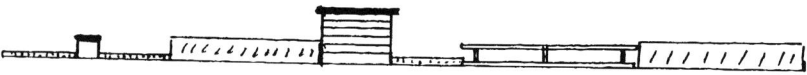

Die Kinder sollen in Bauchlage/Rücken auf allen Vieren den Parcours durchkriechen bzw. überwinden und die unterschiedlichen Berührungsqualitäten fühlen.
Variation: Tiere spielen, die ihre Bewegungen den verschiedenen Unterlagen anpassen müssen.

Tastsack
- beliebige Anzahl/einzeln oder Kleingruppe
- miteinander/evtl. Wettkampf
- konzentriert/ruhig
- Stoffsack oder Baumwolltuch, verschiedene Materialien wie Korken, Würfel, Klammern, Tischtennisbälle, Münzen etc.

In einem Stoffsack bzw. unter Baumwolltücher werden verschiedene Materialien versteckt. Der/die ÜbungsleiterIn zeigt nun ein bestimmtes Material, das die Kinder, ohne zu gucken, aus ihrem Stoffsack/unter ihren Baumwolltüchern herausholen sollen.

Sortieren nach Merkmalen
- beliebige Anzahl/einzeln oder in Kleingruppen
- miteinander
- konzentriert
- Kiste, Eimer, Bälle, Würfel, Korken, Klammern, Münzen, etc.

In einer oder mehreren Kisten/Eimern sind verschiedene Materialien in großer Anzahl vermischt. Die Kinder sollen mit verbundenen Augen die Materialien aus der Kiste/dem Eimer herausfinden und nach Beschaffenheit und Merkmalen sortieren.
Variationen:
1. Zwei Mannschaften sortieren die verschiedenen Materialien nach ihren Merkmalen.
2. Zwei Mannschaften versuchen aus der Kiste/dem Eimer die ihnen zugesprochenen Materialien herauszufinden.

Was hat mich berührt
- beliebige Anzahl/Großgruppe
- Sitzkreis
- Miteinander/Wettkampf
- konzentriert
- verschiedene Materialien wie Waschlappen, Schwamm, Watte, Haushaltspapier, Handtuch, etc.

Alle Kinder sitzen im Kreis. In der Mitte liegen zahlreiche verschiedene Materialien. Jeweils ein Kind schließt die Augen und der Übungsleiter berührt das Kind bzw. streicht dem Kind mit einem bestimmten Material an der Hand entlang.
Das Kind soll dann aus dem Haufen das entsprechende Material benennen.

Variationen:
1. Anstelle von Materialien berührt der/die ÜbungsleiterIn die Kinder in unterschiedlicher Anzahl. Das Kind soll die Anzahl herausfinden.
2. Er/Sie berührt die Kinder in unterschiedlicher Weise, z.b. durch Tippen, Streichen, Drücken mit Finger, Hand, Faust, etc.

Rückenzeichnung
- beliebige Anzahl/Paare
- miteinander
- konzentriert

Ein Kind zeichnet seinem Partner geometrische Formen/Symbole auf den Rücken, die von diesem nur durch Spüren erkannt werden sollen.

Taststraße
- beliebige Anzahl/einzeln
- Halle/festgelegte Strecke
- miteinander
- konzentriert
- Taue, Seile, Legeteile

In der Halle wird eine Taststraße mit Tauen, Seilen, Legeteilen aus Holz oder Gummi ausgelegt. Die Kinder sollen sich ohne zu schauen, an dieser ausgelegten Straße entlang tasten.
Variationen:
1. Taststraße aus Kreppapier
2. Taststraße aus Teppichfliesen

Geräuschquelle finden
- beliebige/Paare
- Halle
- miteinander
- konzentriert
- Matten, Kästen, Böcke, Pferde, etc.

In der Halle werden verschiedene Gegenstände im Raum verteilt. Auf der einen Seite der Halle wird eine Geräuschquelle postiert, auf der anderen Seite stehen die Kinder. Jeweils ein Kind des Paares bekommt die Augen verbunden und versucht einen Weg zur Geräuschquelle zu ertasten, den es sich merken soll. Der Partner begleitet das Kind, um es vor Gefahren zu schützen. Nach Erreichen der Geräuschquelle soll das Kind den Weg sehend nachvollziehen.

Klebefangspiel
- beliebige Anzahl/Gesamtgruppe
- begrenztes Spielfeld
- Wettkampf
- lebhaft

Ein Fänger (oder mehrere Kinder) versucht aus der Gruppe ein Kind abzuschlagen, das dann die Fängerrolle übernimmt. Das abgeschlagene Kind muß jedoch mit seiner Hand die Stelle berühren an der es abgeschlagen wurde. Die Hand klebt an dieser Stelle fest.

Variation: Mehrere Fänger, andere Fortbewegungsarten, eingeschränktes Spielfeld.

3.3 Tiefensensibilität

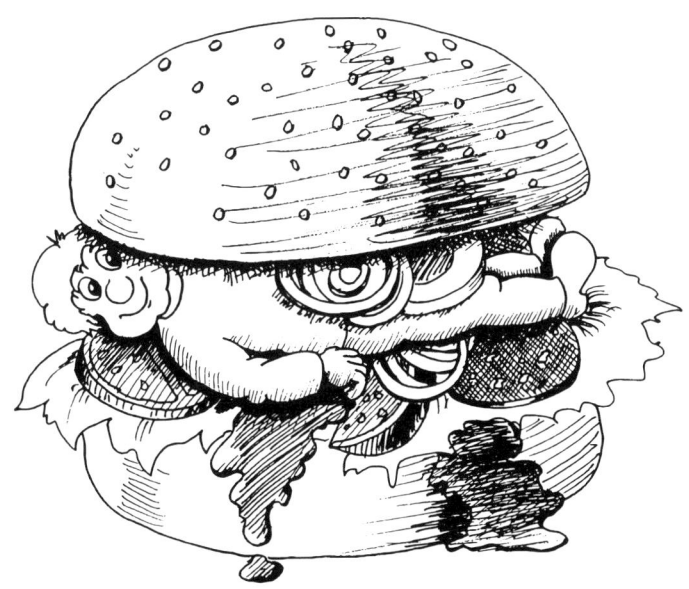

Gemeinsames Aufstehen
- beliebige Anzahl/Paare
- Kooperation
- lebhaft/anstrengend

Zwei Kinder setzen sich Rücken an Rücken auf den Boden. Durch gleichzeitiges Hochstemmen sollen die Kinder dann in den Stand kommen.

Variation: Die Kinder setzen sich Fuß an Fuß gegenüber und fassen sich an den Händen.

Laufen auf unterschiedlichen Materialien
- beliebige Anzahl/einzeln
- Halle/festgelegte Strecke
- miteinander
- lebhaft
- Turnmatten, Weichböden, Kästen, Minitrampolin, Sprungfedermatrazen, Turnbänke, etc.

In der Halle wird ein Parcours mit den verschiedenen Materialien ausgelegt, über den die Kinder laufen sollen und die unterschiedlichen Qualitäten und Wirkungen der Materialien auf den Körper spüren sollen.

Variationen:

1. In dem Parcours werden durch Hochlegen und Kippen einiger Materialien unterschiedliche Ebenen und Steigungen geschaffen. Z.B.

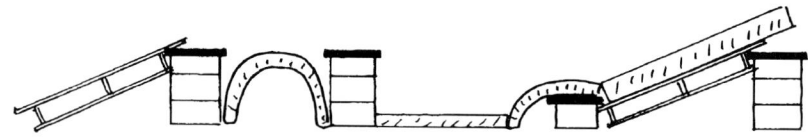

2. Eine vielfältige Laufstrecke mit unterschiedlichen Untergründen und Steigungen bzw. Gefälle in der Natur.

Kastenhüpfen
- beliebige Anzahl/einzeln
- Halle/Geräteparcours
- Miteinander
- lebhaft/anstrengend
- Kästen verschiedener Höhe/Turnmatten

Die Kinder sollen entlang einem aufgebauten Parcours aus Kästen verschiedener Höhe auf diese Hindernisse aufspringen und von diesen herunterspringen.

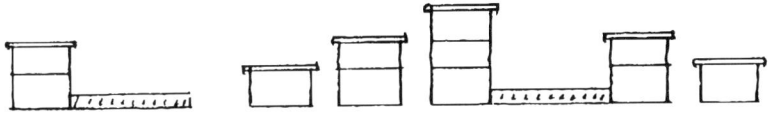

Variationen:

1. Durch den Einbau von Sprungbrettern und Trimpolinen kann der Parcours noch lebhafter gestaltet werden.
2. Die Turnmatten durch Weichböden, Niedersprungmatten ergänzen, so daß auf unterschiedliche Materialien hinabgesprungen wird.

Springen auf dem Trampolin
- ca. zehn Kinder/einzeln
- Halle
- miteinander
- lebhaft
- Trampolin, Kästen, Weichböden, Turnmatten

(Übungen und Spiele s. Gleichgewicht)

Hüpfbälle
- beliebige Anzahl/einzeln
- miteinander
- lebhaft
- Hüpfbälle

(Übungen und Spiele s. Gleichgewicht)

Armdrücken
- beliebige Anzahl/Paare
- Wettkampf
- konzentriert/anstrengend

Zwei Kinder setzen sich gegenüber und fassen sich gegengleich an die Hand (rechts-rechts/links-links). Dabei werden die Arme abgewinkelt und die Ellbogen auf eine Unterlage aufgesetzt. Dann versuchen die Kinder gegenseitig die Hand des Gegners auf die Unterlage zu drücken.

Rugby
- beliebige Anzahl
- Halle
- Mannschaftsspiel

Die Mannschaften versuchen, einen möglichst nicht zu harten Gegenstand über eine bestimmte Strecke zu einem bestimmten Ziel hinzutransportieren. Es ist alles erlaubt, außer Würgen, Griffe um den Hals oder Kopf und Kneifen.
Jedes Kind hat die Möglichkeit aufzugeben, d.h. es kann in einer für sich bedrohlichen Situation „Stop" sagen.

Hahnenkampf
- beliebige Anzahl/Paare
- Wettkampf
- lebhaft/anstrengend

Zwei Kinder stellen sich gegenüber. Mit am Körper verschränkten Armen hüpfen sie auf einem Bein und versuchen durch Anrempeln den Gegner aus dem Gleichgewicht zu bringen.

Reiterspiel
- beliebige Anzahl/Paare
- festgelegte Strecke
- Wettkampf
- lebhaft/anstrengend

Ein Kind setzt/hockt sich auf den Rücken des stehenden Kindes, so daß es ohne Bodenkontakt getragen werden muß.
Die Kinder versuchen nun möglichst schnell die festgelegte Strecke in der Reiterposition zu durchqueren.

Variationen:
1. Zwei Mannschaften: Zwei oder drei „Pferde" müssen die gesamte Mannschaft von einer Seite der Halle auf die andere Seite befördern.
2. Reiterkampf: Durch Anrempeln versuchen sich die Reiter + Pferd aus dem Gleichgewicht zu bringen.

Druckreize spüren
- beliebige Anzahl/Paare oder Dreiergruppe
- Halle
- Kooperation
- entspannt/konzentriert
- Sandsäckchen, Tennisbälle, Gymnastikbälle, Medizinbälle, Turnmatten

Ein Kind legt sich bäuchlings oder rücklings auf die Turnmatte. Das andere Kind legt nacheinander die verschiedenen Bälle auf unterschiedliche Stellen des Körpers. Es sollen so die unterschiedlichen Druckreize empfunden werden.

Sandwich
- mindestens sechs Kinder/Kleingruppen
- Halle
- Kooperation
- entspannend
- zwei Weichböden, Teppichfliesen, Stuhlkissen, Tücher, Decken

Auf einem Weichboden, der die untere Brotscheibe darstellt, legen sich nun bis zu sechs Kinder. Sie bilden die Fleischbeilage. Die anderen Kinder der Gruppe belegen diese dann mit weiteren Beilagen wie Gurkenscheiben (= Teppichfliesen), Tomatenscheiben (= Stuhlkissen), Käse (= Tücher). Zum Schluß wird die obere Brotscheibe (= Weichboden) aufgelegt. Manchmal mögen die Kinder es, wenn der Übungsleiter/die Übungsleiterin den Sandwich kräftig zusammendrückt oder sich selbst oben drauf legt. Dann muß er/sie schließlich noch kräftig abbeißen...
Variation: Statt Materialien zu benutzen, kann man so tun , als ob man etwas auf die Kinder legt, z.B. Salz/Pfeffer darüberstreuen (= mit den Finger über den Körper laufen), einen Klecks Ketchup/Senf (= mit der Hand drüberstreichen), ein Salatblatt (= leicht auflegen), eine Salamischeibe (= festerer Druck). Die Kinder dürfen bestimmen, ob sie selbst z.B. ein Würstchen oder eine Frikadelle sind und was oben drauf soll.

Kraftmax
- beliebige Anzahl/Mannschaften
- festgelegte Strecke
- Wettkampf/Kooperation
- lebhaft/anstrengend
- Medizinbälle, kleine Kästen, Sandsäcke, Wassereimer, etc.

Jede Mannschaft hat eine bestimmte Anzahl schwerer Gegenstände, die von einer Seite der Strecke zur anderen befördert werden soll. Die Kinder können einzeln oder zu zweit die jeweiligen Gegenstände transportieren.

Bälle werfen
- beliebige Anzahl/einzeln
- begrenzte Spielfläche
- miteinander
- lebhaft
- Tennisbälle, Schlagbälle, Gymnastikbälle, Basketbälle, Medizinbälle

Die Kinder sollen versuchen die unterschiedlichen Bälle möglichst weit zu werfen.

Variationen:

1. Die Bälle sollen in/auf ein vorgebenes Ziel z. B. umgedrehter Kasten geworfen werden.

2. Zwei Mannschaften: Jede Mannschaft hat eine genaue Anzahl unterschiedlich schwerer Bälle. Alle Bälle sollen in ein entfernt liegendes Feld geworfen werden. Jedes Kind darf nur einmal werfen, so daß die Mannschaft festlegen muß, welches Kind welchen Ball werfen soll.

Bockspringen
- beliebige Anzahl/einzeln
- miteinander
- lebhaft

Die Kinder bilden eine Reihe mit ausreichendem Abstand. Bis auf das letzte Kind neigen alle den Kopf und Oberkörper nach vorne (bis zu 90 Grad) und stützen sich mit den Händen an den Oberschenkeln ab. Das jeweils letzte Kind der Reihe beginnt nun im Grätschsprung über die gesamte Reihe hinwegzuspringen, um sich dann vorne in Beugehaltung anzustellen.

Variation: Aufbau eines Parcours aus Böcken und Kästen, welche die Kinder überspringen sollen.

Zieh- und Schiebespiele

- beliebige Anzahl/Paare
- Wettkampf
- lebhaft

Zwei Kinder stehen sich gegenüber und fassen sich an den Schultern. Auf Kommando versuchen sie sich gegenseitig wegzuschieben.

Variationen:

1. Die Kinder stellen sich Rücken an Rücken.
2. Die Kinder fassen sich an den Händen und versuchen sich wegzuziehen.

Rakete

- beliebige Anzahl/einzeln
- Hallenseite/Hallenwand
- miteinander
- recht lebhaft
- Rollbretter

Die Kinder legen sich bäuchlings oder rücklings auf das Rollbrett. An einer festgelegten Hallenwand stoßen sich die Kinder mit beiden Beinen gleichzeitig ab, um so möglichst weit ohne weiteren Anschub zu rollen.

Wohin soll das Rollbrett?

- beliebige Anzahl/Paare
- Halle
- Wettkampf
- lebhaft/anstrengend
- Rollbretter

Zwei Kinder setzen sich Rücken an Rücken auf das Rollbrett in der Mitte der Halle. Auf ein Zeichen hin versuchen die Kinder das Rollbrett mit den Beinen zur gegenüberliegenden Seite zu schieben.

Ball in den eigenen Reihen halten

- mindestens zehn Kinder/zwei Mannschaften
- Halle/begrenzte Spielfläche
- Wettkampf
- lebhaft/anstrengend
- Rollbretter/Schaumstoff oder Gymnastikball

Auf einem Rollbrett sitzt jeweils ein Kind aus beiden Mannschaften Rücken an Rücken. Der Ball soll zwischen den Kindern der jeweiligen Mannschaft hin- und hergeworfen werden. Das jeweils gegnerische Kind auf dem Rollbrett, kann durch Schieben und Ziehen, das Zuwerfen und Freirollen stören bzw. verhindern.

Mattenkippen
- bis zu sechs Kinder pro Weichboden/Kleingruppen
- Halle/von Seite zu Seite
- Kooperation
- lebhaft
- Weichböden

Bis zu sechs Kinder stehen an einer Längsseite des Weichbodens. Gemeinsam wird der Weichboden senkrecht hochgestellt.
Die Kinder stellen sich ganz dicht mit dem Bauch oder Rücken an den Weichboden und lassen sich dann ganz allmählich mit dem Weichboden umkippen.

Mattenrutschen
- max. vier Kinder pro Weichboden/Kleingruppen
- Halle/von Seite zu Seite
- Kooperation
- lebhaft
- Weichböden

Ein Weichboden liegt mit der glatten Seite auf dem Boden. Durch Anlaufen und Aufspringen im Hechtsprung rutschen die Kinder mit dem Weichboden durch die Halle. Die Kinder können ausprobieren, ob es besser ist, hintereinander zu springen oder gleichzeitig und wer das Kommando gibt.
Variation: Wettkampf von zwei Mannschaften über eine bestimmte Länge.

Blindparcours
- beliebige Anzahl/Paare
- Halle/Geräteparcours
- miteinander
- konzentriert
- Kästen, Turnbänke, Weichböden, Turnmatten etc.

z. B.

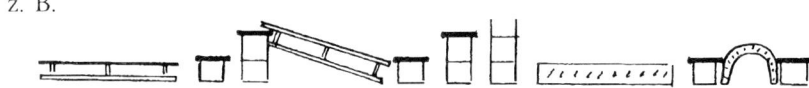

Einem Kind werden die Augen verbunden. Es soll dann einen festgelegten Parcours, den es vorher nicht gesehen hat ohne Hilfe überqueren. Der Partner begleitet das Kind zur Sicherung.

Seilblindgang
- beliebige Anzahl/einzeln
- sämtliche Räume der Halle
- miteinander
- konzentriert
- verschiedene Materialien wie Weichboden, Turnmatten, Kästen als Hindernisse, lange Seile/Taue

In der Halle und den angrenzenden Räumlichkeiten wird mit einem Seil möglichst in Hüft-/Bauchhöhe eine Strecke abgespannt. Die Kinder sollen mit verbundenen Augen am Seil der Strecke folgen.
Variation: Seil in der freien Natur abspannen.

Buchstaben/Zahlen bauen
- beliebige Anzahl/Kleingruppen
- Halle
- Kooperation
- konzentriert

Die Kinder versuchen einen vorgegebenen Buchstaben oder eine Zahl mit ihrem Körper zu bauen.

Schubkarre
- beliebige Anzahl/Paare
- Halle/von Seite zu Seite
- Kooperation
- lebhaft/anstrengend
- Kleinmaterialien wie Holzklötze, Bierdeckel, Korken

Ein Kind geht in den gestreckten Liegestütz. Der Partner stellt sich zwischen die gegrätschten Beine, hebt die Beine an und hält sie in Hüfthöhe fest. Durch Schieben wird das Kind im Liegestütz zur Schubkarre, in dem es mit den Händen vorwärts geht. Jedes Paar muß nun mittels Schubkarre Kleinmaterialien zur anderen Seite befördern.

Bildhauer
- beliebige Anzahl/Paare
- Halle
- Kooperation
- konzentriert/entspannt
- Tafel, Zettel

Auf einer Tafel/einem Zettel malt der/die ÜbungsleiterIn ein Männchen in einer bestimmten Körperposition. Das passive Kind läßt sich dann von seinem Partner durch Veränderung der Gelenkstellungen in die entsprechende Körperposition bringen.

3.4 Körperschema

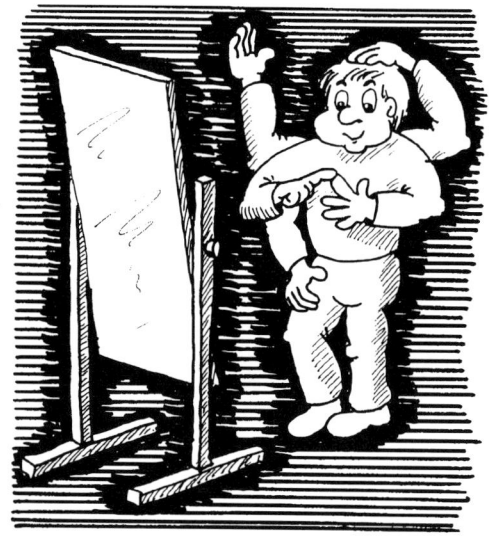

Bewegen auf verschiedene Weise
- beliebige Gruppengröße
- Halle
- miteinander
- lebhaft
- Bandgeräte

Die Kinder bewegen sich während einer Musik frei in der Halle. Der Übungsleiter stoppt die Musik und gibt eine neue Bewegungsart vor, z.B. „auf allen Vieren", „hüpfen auf dem linken Bein", „auf dem Po rutschen", etc..
Variation: Anstelle einer bestimmten Bewegungsart können auch Vorstellungsbilder wie Tiere vorgegeben werden.

Rollen/Wälzen auf der schiefen Ebene
- beliebige Gruppengröße
- Halle (Sprossen/Leiterwand)
- miteinander
- lebhaft
- Sprossen/Leiterwand, zwei oder drei Turnbänke, Turnmatten oder Weichböden
(Spielideen s. Gleichgewicht)

Magnetische Körperteile
- mehr als vier Kinder
- beliebige Spielart (Spielflasche)
- Kooperation/Wettkampf
- konzentriert/recht lebhaft
Die Kinder sollen sich fortbewegen. Jedoch ist z.B. ihr linker Fuß, die rechte Hand, der Po usw. magnetisiert und kann nicht vom Boden abgehoben werden.

Wolldeckenralley
- ab sechs Kinder/Dreiergruppen
- Halle/festgelegte Strecke
- Wettkampf
- lebhaft
- Wolldecken
Die Kinder bilden Dreiergruppen. Zwei Kinder bilden die Zugpferde, ein Kind wird auf der Wolldecke gezogen. Wichtig ist, daß das Kind in einer vorgegebenen Position z.B. auf dem Po sitzend, auf dem Bauch liegend usw., gezogen wird.

Luftballons in der Luft halten
- beliebige Gruppengröße
- Halle/freie Spielfläche
- miteinander
- lebhaft
- Luftballons

Die Kinder der Gruppen bekommen je einen Luftballon, den sie in der Luft halten sollen. Der/die ÜbungsleiterIn gibt jedoch vor, in welcher Weise sie den Luftballon hochhalten sollen: mit der linken/rechten Hand; mit dem Daumen/Zeigefinger/Mittelfinger/Ringfinger/kleinen Finger; mit dem Ellenbogen; mit der Schulter; mit dem Kopf; mit dem rechten/linken Fuß; mit dem rechten/linken Knie usw.
Variation: Paarweise/Gruppen den Ballon je nach Aufgabe zuspielen.

Nachbarhilfe
- ab sechs Kinder
- beliebige Spielart/begrenzte Spielfläche
- Wettkampf
- lebhaft

Ein Kind ist der Fänger und versucht ein anderes abzuschlagen, das dann wiederum zum Fänger wird. Retten können sich die Kinder, in dem sie in vorgegebener Weise, z.B. Handfassen, Rücken an Rücken, Körperkontakt mit einem Partner aufnehmen.

Körperschema – Männchen bauen
- bis zehn Kinder
- beliebige Spielart/Kreis
- miteinander
- entspannt
- Holz-/Papp-/Papierteile, (Kopf, Hals, Rumpf, Ober-, Unterarm, Hand, usw., die zum Menschen gelegt/gesteckt werden können).

Aus einem Haufen von Einzelteilen sollen die Kinder die verschiedenen Teile heraussuchen und zu einem Männchen sinnvoll zusammenfügen.

Atomspiel
- ab zehn Kinder
- beliebige Spielart/begrenzte Spielfläche
- Kooperation
- lebhaft, konzentriert

Zu einer Musik bewegen sich die Kinder frei im Raum. Beim Stopp der Musik wird eine Zahl gerufen, nach der sich die Kinder in entsprechender Gruppengröße zusammenfinden müssen. Außerdem wird die Form bzw. Art des Zusammenfindens vorgegeben: an der Hand fassen; Fuß an Fuß; Köpfe zusammen, usw..

Hautberührung
- ab zwei Kinder/Paare
- beliebige Spielart/begrenzter Raum
- miteinander
- ruhig/konzentriert

Die Kinder finden sich in Paaren zusammen. Ein Kind schließt im Stehen/Liegen die Augen. Das andere Kind berührt nun durch sanften Druck des Zeigefingers bestimmte Stellen des Körpers (zunächst eine Stelle, dann mehrere (drei bis vier) hintereinander). Das nicht sehende Kind soll dann anschließend entweder die berührte Körperstelle benennen oder darauf zeigen. Dann tauschen die Kinder die Rollen.

Hautzeichnen
- ab zwei Kinder
- beliebige Spielart/begrenzter Raum
- miteinander
- ruhig, konzentriert

Die Kinder finden sich in Paaren zusammen. Ein Kind schließt im Stehen/Sitzen die Augen. Das andere Kind zeichnet mit dem Zeigefinger verschiedene Zeichen, z. B. Kreis, Strich, Kreuz, Viereck, Dreieck, auf den Unterarm oder den Rücken. Das Kind soll durch Spüren das Zeichen erraten.

Widerstand/Zug spüren
- beliebige Anzahl/Paare
- beliebige Spielart/Spielfeld
- Wettkampf
- lebhaft

Zwei Kinder bilden ein Paar. Beide Kinder stehen sich gegenüber und versuchen sich gegenseitig wegzuschieben bzw. wegzuziehen. Der/die ÜbungsleiterIn gibt allerdings an, mit welchen oder an welchen Körperteilen geschoben oder gezogen werden darf, z. B. Hände gegen Hände; Hände an Schultern; Rücken gegen Rücken.

Bodenkontakt
- beliebige Anzahl/einzeln
- beliebige Spielart/begrenztes Feld
- miteinander
- lebhaft

Zu einer Musik bewegen sich alle Kinder frei im Raum. Beim Stoppen der Musik ruft der Übungsleiter/die Übungsleiterin ein oder mehrere Körperteile (Füße/Fuß und Hand/Po) bzw. eine Körperposition. Die Kinder müssen nun anhand der Vorgabe diese Position einnehmen bzw. den Boden nur mit diesen Körperteilen berühren.

Körperumrisse zeichnen
- beliebige Anzahl/paarweise oder zu dritt
- Halle
- miteinander/Kooperation
- entspannt
- Papier und Stifte/Matten und Kreide/Tafeln und Kreide

Ein Kind der Dreiergruppe/des Paares legt sich auf ein Stück Papier. Die beiden anderen zeichnen dann mit Stiften entlang des Körpers, so daß eine Umrißlinie entsteht. Jedes Kind kann so bewußt die Umrisse bzw. Ausmaße seines Körpers erfahren. Die Figur auf dem Papier kann zusätzlich noch ausgemalt werden (z.B. mit Rot alles anmalen, was einem am eigenen Körper gefällt, mit Schwarz alles, was einem schoneimal wehgetan hat, mit Grün alles, was man sich anders wünscht, mit Blau alles, was oft von anderen Menschen berührt wird, ...).

Variation: Anstelle des Zeichnens kann die Umrißlinie des Körpers auch mit Hilfe des Ablegens mit Seilen oder Gardinenschnüren sichtbar gemacht werden.

Körperteile ablegen
- beliebige Anzahl/paarweise oder zu dritt
- Halle
- miteinander/Kooperation
- entspannt
- Sandsäckchen/Matten

Ein Kind der Dreiergruppe/des Paares legt sich auf eine Matte. Die beiden anderen belegen abwechselnd verschiedene Körperteile mit Sandsäckchen. Die Sandsäckchen sollen einen Moment auf dem jeweiligen Körperteil verweilen. Danach wechseln die Kinder die Rolle.

Fangspiel selektiv

- beliebige Anzahl/einzeln
- beliebige Spielart/begrenzte Spielfläche
- Wettkampf
- lebhaft

Ein Kind der Gruppe spielt den Fänger. Aufgabe ist es, ein anderes Kind abzuschlagen, allerdings nur an einem vorher festgelegten Körperteil z. B. rechten Arm, linkes Knie, usw. Das abgeschlagene Kind muß die Fängerrolle übernehmen.

Variation: Das abgeschlagene Kind muß an der getroffenen Stelle eine Hand kontinuierlich auflegen.

Bewegungen ausführen

- beliebige Anzahl/einzeln
- Halle
- miteinander
- entspannt
- evtl. Matten

Die Kinder legen sich mit geschlossenen Augen rücklings auf den Boden. Der Übungsleiter/die Übungsleiterin gibt Anweisung bestimmte Bewegungen mit einem linksseitigen Körperglied, z. B. Hand, Arm, auszuführen. Das zugehörige rechte Körperglied soll die Bewegung anschließend nachmachen.

Geschicklichkeitsparcours

- beliebige Anzahl
- jeder für sich
- konzentriert
- Turnhallenausstattung

Mit den Geräten der Turnhalle werden Hindernisse zum Durchwinden/-kriechen gebaut, bei denen schon mal etwas herunterfallen kann. Die Kinder sollte man möglichst mitplanen und -bauen lassen.

Beispiele: Langbank zum Durchkriechen; sechs Reifen so ineinander stellen, daß eine „Kugel" entsteht; Teil eines Kastens hinstellen/-legen; usw....

Später den Parcours gemeinsam verändern.

Bierdeckel balancieren
- beliebige Anzahl/paarweise oder zu dritt
- Halle/von Seite zu Seite
- Wettkampf
- konzentriert
- Bierdeckel

Ein Kind bekommt den Auftrag eine Anzahl von Bierdeckeln von einer Seite der Halle zur anderen zu transportieren. Die beiden Partner legen die Bierdeckel auf verschiedene Körperteile des Kindes, z. B. auf die seitlich ausgestreckten Arme oder den Kopf. Angekommen auf der gegenüberliegenden Seite wechseln die Kinder die Rollen.

Mit Bierdeckeln zusammengeklebt
- beliebige Anzahl/Dreiergruppe
- beliebige Spielart/von Mal zu Mal
- Wettkampf
- konzentriert
- Bierdeckel

Ein Kind verklebt seine Spielpartner mit Hilfe von Bierdeckeln. Beispielsweise „klebt" er zwischen das rechte Knie des einen und das linke Knie des zweiten Kindes einen Bierdeckel. Die so verklebten Kinder müssen nun durch Druck gegeneinander verhindern, daß der Bierdeckel zu Boden fällt. Zusätzlich bekommen sie die Aufgabe, in dieser Weise eine Strecke zwischen zwei Malen zurückzulegen.

Körperumrisse/-grenzen spüren
- beliebige Anzahl/paarweise
- Halle
- Kooperation
- entspannt
- Wolldecken

Um die Körperumrisse/-grenzen erfahrbar bzw. spürbar zu machen, wird ein Kind von seinem Partner in eine Wolldecke eng eingewickelt, am besten am Boden liegend. Durch das An- bzw. Auflegen der Wolldecke direkt am Körper wird der Umriß spürbar. Nach einer gewissen Dauer wechseln die Kinder die Rolle.

Variation: Anstelle des Einwickelns mit einer Wolldecke kann der Körper eines liegenden Kindes mit Bierdeckeln zugelegt werden.

Wäscheklammer-Fangspiel
- beliebige Anzahl/Großgruppe
- beliebige Spielart/begrenzte Spielfläche
- Wettkampf
- lebhaft
- Wäscheklammern

Jedes Kind erhält fünf bis zehn Wäscheklammern, die es an unterschiedlichen Körperstellen anklammert. Mit Beginn des Spiels kann jedes Kind bei jedem anderen Kind Wäscheklammern erbeuten, die es bei sich anklammern muß. Auch diejenigen Kinder, die keine Wäscheklammern mehr besitzen, spielen weiter mit.
Der Übungsleiter beendet das Spiel.
Wer hat die meisten Klammern?

Körperpositionen imitieren
- beliebige Anzahl/Dreiergruppe
- Halle
- miteinander
- konzentriert
- Decken/Schwungtuch

Ein Kind nimmt unter der Decke eine bestimmte Körperposition ein. Das zweite Kind versucht dann durch Fühlen und Tasten die Position zu erkennen und selbst außerhalb der Decke einzunehmen. Das dritte Kind vergleicht durch Wegziehen der Decke die Positionen der beiden Kinder auf Übereinstimmung.
Variation: Nachdem das zweite Kind die Körperposition ertastet hat, versucht es dann das dritte Kind in die vermutete Position zu bringen. Anschließend wird verglichen.

Reifen wandern
- ab vier Kinder
- Halle
- Kooperation
- Reifen

Die Spieler bilden einen Kreis mit Handfassung. Ein Reifen hängt über dem Arm eines Mitspielers. Der Reifen wandert nun, indem jeder durchsteigt, ohne die Handfassung zu lösen. Reifengröße und -anzahl je nach Anzahl und Beweglichkeit der Mitspieler.

3.5 Koordination beider Körperhälften

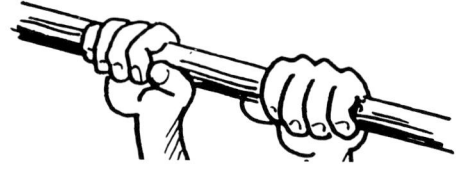

Klammer
- ab acht Kinder/Gesamtgruppe
- festgelegte Aufstellung
- Kooperation
- konzentriert
- Zeitungen

Die Kinder stellen sich jeweils einen Meter voneinander auf. Das erste Kind klemmt sich eine Zeitung zwischen die Knie und trägt sie so zum nächsten Kind. Das übernimmt die Zeitung mit den Knien und trägt sie zum nächsten weiter, etc.

Tauziehen
- beliebige Anzahl/zwei Mannschaften
- Wettkampf
- lebhaft/anstrengend
- Tau

Zwei Mannschaften verteilen sich an jeweils einem Ende des Taus und versuchen nach einem Startzeichen die gegnerische Mannschaft über eine Markierung zu ziehen.

Variation: Tauziehen an einem Rundtau, so daß hier neben zwei sogar vier Mannschaften oder jeder jeden ziehen kann.

Pferderennen
- beliebige Anzahl/Paare oder Dreiergruppe
- Halle/von Seite zu Seite
- Kooperation/(Wettkampf)
- lebhaft
- Wolldecken, Teppichfliesen

Ein Kind setzt sich auf die Wolldecke/Teppichfliese und faßt mit beiden Händen an das Seil (am besten an die jeweiligen Seilenden). Der/die Partner zieht/en den „Sulky" durch die Halle.

Variation: Rollbretter anstelle der Wolldecken/Teppichfliesen.

Spedition
- beliebige Anzahl/einzeln
- Halle/von Seite zu Seite bzw. festgelegte Strecke
- miteinander/Wettkampf
- lebhaft
- Rollbretter/Holzklötze, Bierdeckel, Korken, etc.

Jedes Kind besitzt als Lastwagen ein Rollbrett. Darauf soll es verschiedene Kleinmaterialien zu einem bestimmten Ort, über einen festgelegten Weg transportieren, in dem es mit beiden Händen das beladene Rollbrett schiebt.

Froschhüpfen
- beliebige Anzahl/einzeln
- beliebiger Ort/festgelegte Strecke
- miteinander evtl. auch Wettkampf

Die Kinder spielen Frösche, die ihren Teich verlassen um zu einem anderen Gewässer zu gelangen. Die Fortbewegung erfolgt über ein beidbeiniges Abspringen in der Hocke mit gleichzeitiger Unterstützung der Arme.

Variationen:
1. Die Kinder können weitere Tiere wie Kängeruh, Hase, Heuschrecke immitieren.
2. Der Weg von einem Ort zum anderen kann mit Materialien wie Turnmatten, Weichböden, Kästen ausgestaltet werden, die wie Hindernisse zu überwinden sind.

Ball-/Faßrollen
- beliebige Anzahl/einzeln
- beliebiger Ort/festgelegte Strecke
- miteinander evtl. auch Wettkampf
- recht lebhaft
- Medizinball, Faß

Jedes Kind bekommt einen Medizinball/Faß, den/das es mit beiden Händen zu einem vorher bestimmten Ort rollen soll.

Variation: Pendelstaffel in einer Dreiergruppe, dabei stehen sich die Kinder jeweils an einem Ende der Strecke gegenüber. Zwei auf der einen, eins auf der anderen Seite.

Hau den Lukas
- beliebige Anzahl/einzeln
- Halle/fester Aufbau
- jeder für sich
- konzentriert
- Gymnastikstäbe, Baseballschläger, leichter Ball /mit Aufhängung aber im Ballnetz), Seil

Ein an einem Seil aufgehängter Ball soll mit einem Gymnastikstab, Baseballschläger, etc. so geschlagen werden, daß er möglichst weit schwingt. Der Stab/Schläger wird mit beiden Händen geführt/gehalten.
Variation: Der pendelnde Ball soll mit beiden Händen gleichzeitig mit zwei Schalen/Kisten aufgefangen werden.

Eimer fangen
- beliebige Anzahl/Paare oder Kleingruppen
- miteinander/Kooperation
- konzentriert
- Eimer, Plastikkiste oder Wanne/Tennisbälle

Ein Kind bekommt als Fanggerät einen Eimer/Kiste/Wanne, die es mit beiden Händen halten muß. Es soll damit versuchen, die ihm zu geworfenen Tennisbälle aufzufangen.
Variation: Zwei Mannschaften spielen gegeneinander.

Balltransport
- beliebige Anzahl/einzeln
- Halle/von Seite zu Seite
- miteinander
- konzentriert/recht lebhaft
- Rollbretter/Gymnastikbälle

Jedes Kind sitzt auf einem Rollbrett und muß einen Ball mit Hilfe beider Füße, die den Ball durch Zusammenpreßen festhalten, zu einem vorher festgelegten Ort transportieren.

Ball balancieren
- beliebige Anzahl/Gesamtgruppe
- beliebiger Ort/zwei Reihen stehen versetzt gegenüber (Zick-Zack)
- miteinander
- konzentriert
- Gymnastikstäbe, Gymnastikbälle (Tennisbälle)

Jedes Kind bekommt in jede Hand einen Gymnastikstab. Auf den beiden Stäben wird ein Gymnastikball von einem Kind zum anderen transportiert und übergeben bis die ganze Gruppe durchlaufen ist.
Variation: Anstelle des Balls kann ein Gummiring oder ein Gymnastikreifen transportiert werden.

Ball-Übungen
- beliebige Anzahl/einzeln
- Halle
- jeder für sich
- konzentriert
- Gymnastikbälle, Tennisbälle, Volleybälle, Basketbälle

Übungen:
* beidhändiges Hochwerfen und Fangen des Balls,
* Ball zwischen den Händen hin- und her pendeln lassen,
* beidhändiges Prellen des Balls,
* abwechselndes Prellen des Balles von beiden Händen.

Ringhockey
- mindestens vier bis sechs Kinder/zwei Mannschaften
- Halle/begrenztes Feld
- Wettkampf
- lebhaft
- Gymnastikstäbe/Gummiring/Tore bzw. Markierungen

Zwei Mannschaften versuchen gegeneinander den Gummiring mit Hilfe des Führens und Zuschlenzens am Boden mit den Gymnastikstäben Tore zu erzielen. Der Stab wird mit beiden Händen gehalten.

Seil-Fähre
- beliebige Anzahl/einzeln
- Halle/fester Aufbau
- miteinander
- recht lebhaft/konzentriert
- Rollbretter/Seil oder Tau

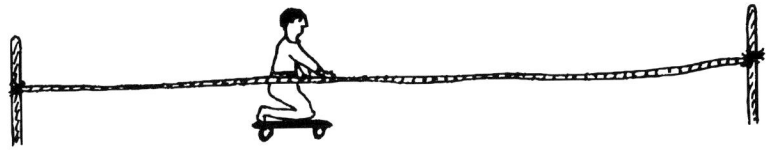

Ein Seil/Tau wird zwischen zwei Volleyballmasten aufgespannt. Die Kinder sollen sich nun, auf dem Rollbrett sitzend oder kniend, mit den Händen entlang dieses Seils/Taus von einer Seite zur anderen ziehen

Schwungtuchspiele
- mindestens vier Kinder/Gesamtgruppe
- Kooperation
- lebhaft
- Schwungtuch, Eimer, Tennisball, Gymnastikball

Die Kinder verteilen sich möglichst gleichmäßig am Schwungtuch und fassen das Schwungtuch mit beiden Händen.

Übungen:
* Wellen erzeugen durch kurzzeitiges Hoch- und Runterschlagen,
* Steigen und Fallen des Schwungtuchs durch gleichzeitiges, langsames Hochreissen und Herunterführen der Arme,
* das Schwungtuch im Kreis wandern lassen durch stetiges Weiterreichen der Schwungtuchkante von einer Hand zur anderen,
* auf dem gespannten Tuch einen Ball durch Auf- und Abbewegungen hin- und herrollen lassen, ohne daß er vom Tuch rollt,
* zwei Tennisbälle sollen sich durch Auf- und Abbewegungen auf dem gespannten Tuch berühren,
* ein/zwei Tennisbälle sollen durch Auf- und Abbewegungen in einen auf dem Tuch befindlichen Eimer gebracht werden.

Trampolin
- mindestens zehn Kinder/einzeln
- Halle/fester Aufbau
- miteinander
- lebhaft
- Trampolin, Weichböden, Kästen

(Spiel- und Übungsformen s. Gleichgewicht)

3.6 Seitigkeit

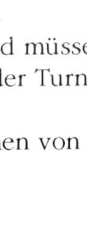

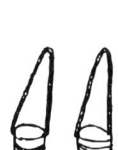

Balancieren auf der Turnbank
- beliebige Anzahl/einzeln
- Halle/fester Aufbau
- miteinander
- konzentriert
- Turnbank, Keulen

Die Kinder balancieren auf einer Turnbank und müssen dabei jeweils eine von der auf der linken und rechten Seite der Turnbank stehenden Keulen mitnehmen.

Variation: Balancieren auf einem Tau; Aufnahmen von Kleinmaterialien links und rechts des Taus.

Balancieren auf Laufbüchsen
- beliebige Anzahl/einzeln
- miteinander
- konzentriert
- Laufbüchse

Jedes Kind bekommt ein Paar Laufbüchsen. Die Kinder können dann frei im Raum oder entlang einer Strecke balancieren.

Gehen auf ausgelegten Fußspuren
- beliebige Anzahl/einzeln
- Halle
- miteinander
- konzentriert
- Bierdeckel/Legeteile aus Gummi oder Filz

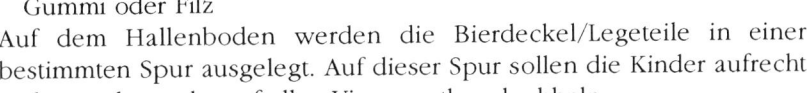

Auf dem Hallenboden werden die Bierdeckel/Legeteile in einer bestimmten Spur ausgelegt. Auf dieser Spur sollen die Kinder aufrecht entlang gehen oder auf allen Vieren entlang krabbeln.

Luftballontanz
- beliebige Anzahl/einzeln
- Halle
- jeder für sich
- konzentriert
- Luftballons/Musik

Die Kinder versuchen, die Luftballons (auf Musik) in der Luft zu halten. Der/die ÜbungsleiterIn gibt an, mit welchem Körperteil der Luftballon berührt werden darf, z.B. mit der rechten Hand, dem linken Knie, dem rechten Zeigefinger, usw....
Dieses Spiel fördert auch das Körperschema.

Pferdegespann
- beliebige Anzahl
- Halle
- Paare
- konzentriert
- Seilchen

Das „Pferdchen" nimmt in jede Hand ein Seilende. Der „Kutscher" führt es nun, indem er eher rechts oder links zieht. Es sollten noch Signale für „Los" und „Stop" vereinbart werden.
Variation: Das „Pferdchen" bekommt die Augen verbunden.

Fangen auf dem Karussell
- beliebige Anzahl/einzeln
- Halle/fester Aufbau
- jeder für sich
- konzentriert
- Drehscheibe, Kleinmaterial wie Korken, Bauklötze, Klammern, usw.

Ein Kind sitzt auf der Drehscheibe. Während des Drehens soll das Kind abwechselnd mit der rechten und linken Hand Kleinmaterialien aufnehmen und sammeln.
Variation: Das Kind soll die Kleinmaterialien abwechselnd rechts oder links in aufgestellte Kisten werfen.

Ball-Übungen
- beliebige Anzahl/einzeln
- Halle
- miteinander
- konzentriert
- Gymnastikbälle, Tennisbälle, Volleybälle, Basketbälle

Übungen:
* Einhändiges Hochwerfen und evtl. Fangen des Balles links/rechts,
* einhändiges Zielwerfen des Balles links/rechts,
* einhängiges Prellen des Balles links/rechts.

Transportspiel
- beliebige Anzahl/einzeln
- miteinander
- lebhaft
- unterschiedlich schwere Materialien wie Sandsäckchen, Steine, gefüllte Eimer, Bälle, etc.

Jedes Kind soll mit der linken und rechten Hand jeweils unterschiedlich schwere Materialien aufnehmen und zu einem festgelegten Ort transportieren.

Variation: Zwei Mannschaften, welche die Aufgabe haben, die Materialien zu einem vorgegebenen Ort zu transportieren.

Wippen auf dem Wippbrett
- beliebige Anzahl/einzeln
- jeder für sich
- konzentriert
- Wippbretter

Das Kind sitzt/kniet im rechten Winkel zur Längsrichtung auf dem Wippbrett. Durch Verlagerung des Körpers nach links und rechts wippt das Brett hin und her.

Rollerfahren
- beliebige Anzahl/einzeln
- Halle
- jeder für sich
- lebhaft
- Rollbretter

Jedes Kind kniet auf einem Rollbrett. Fortbewegen darf es sich nur durch Abdruck entweder des rechten oder linken Beins vom Boden.

Sprung-Parcours
- beliebige Anzahl/einzeln
- Halle/fester Aufbau
- jeder für sich
- lebhaft/anstrengend
- Isomatten/Turnmatten, Seile, kleine Kästen, Turnbänke

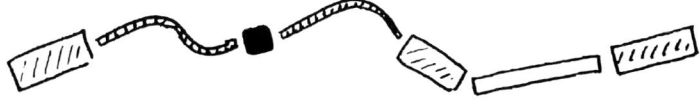

Entlang eines aufgestellten Parcours müssen die Kinder in vorgegebener Weise mit dem linken, rechten oder mit beiden Beinen hüpfen bzw. springen (z.b. Turnmatte = linkes Bein, Seil = rechtes Bein, kleiner Kasten = beidbeinig).

Balancieren auf Holzklötzen/Steinen
- beliebige Anzahl/einzeln
- Halle/ausgelegte Spur
- jeder für sich
- konzentriert
- Holzklötze/Steine

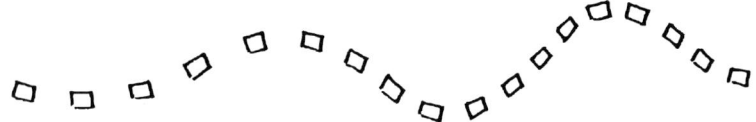

Die Kinder sollen entlang der vorgegebenen Spur auf den Holzklötzen/Steinen balancieren.

Einhändig sortieren
- beliebige Anzahl/einzeln oder Kleingruppen
- miteinander/Kooperation
- recht lebhaft/konzentriert
- Kleinmaterialien wie Teppichfliesen, Bierdeckel, Korken, Klammern usw.

Verschiedene Kleinmaterialien werden beliebig auf dem Boden verteilt. Die Kinder oder die Gruppe bekommt die Aufgabe bestimmte Materialien nur mit der linken bzw. rechten Hand aufzunehmen und zu sortieren (z. B. Korken mit der linken Hand, Bierdeckel rechte Hand).

Balancieren mit unterschiedlicher Belastung
- beliebige Anzahl/einzeln
- Halle/fester Aufbau
- jeder für sich
- konzentriert
- Turnbank, Sandsäckchen, Medizinball, gefüllte Eimer

Auf einer (umgedrehten) Turnbank sollen die Kinder entlangbalancieren. Abwechselnd auf der linken und rechten Körperseite (Hand, Schulter, Arm) müssen sie zusätzlich Material herübertransportieren.

3.7 Formwahrnehmung

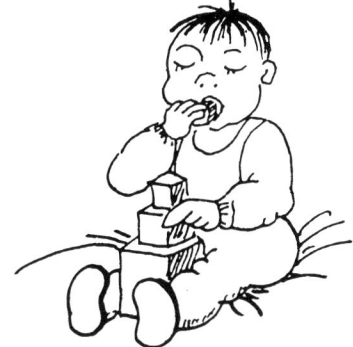

Formen suchen

- beliebige Anzahl
- Halle

Aufgabe der Kinder ist, eine bestimmte Form in der Halle zu finden, z.B. ein Viereck (Türen, Fenster), Kreise (Linien auf dem Boden), usw... Wer hat die meisten?

Variation: Ein Fangspiel, bei dem die Freimale eine bestimmte Form haben müssen.

Formenlaufen

- beliebige Anzahl/Gesamtgruppe
- begrenztes Feld
- miteinander/evtl. Wettkampf
- Kleinmaterialien wie Keulen, Bälle, Sandsäckchen, Bierdeckel,
- Klammern, etc./Tambourin oder Kassettenrecorder

Während einer Musik bewegen sich die Kinder frei im Raum. Die Musik wird gestoppt und der Leiter/die Leiterin ruft oder zeigt ein bestimmtes Material. Die Kinder sollen daraufhin aus dem im Raum verteilten Materialien das entsprechende herausfinden und sich dazusetzen.

Welche Form fehlt

- beliebige Anzahl/Gesamtgruppe
- im Kreis sitzen
- miteinander
- konzentriert
- Kleinmaterialien wie Keule, Gymnastikstäbe, Tennisball, Tischtennisball, Klammer, Holzklotz, Korken, Bierdeckel, etc.

Die Gruppe sitzt im Kreis um die ausgebreiteten Materialien herum. Ein Kind muß die Augen verschließen bzw. den Raum kurz verlassen, währenddessen ein Material weggenommen wird. Das Kind muß dann herausfinden, welches Material fehlt.

Bälle zuordnen
- beliebige Anzahl/Gesamtgruppe
- Halle
- miteinander
- lebhaft
- Bälle jeglicher Art

In der Halle werden zahlreiche Bälle verschiedenster Art im Raum frei verteilt. Für jede Ballart wird eine Turnmatte am Rand der Halle ausgelegt. Auf Zuruf des/der Übungsleiters/in sollen die Kinder die Bälle nach ihrer Art auf die Turnmatten sortieren.
Variation: Sortierungskriterium ändern: z. B. Sprungverhalten, Größe, Beschaffenheit, Schwere usw.

Figuren raten
- mindestens zehn Kinder/zwei Gruppen
- Halle
- Kooperation/Wettkampf
- konzentriert

Von zwei Gruppen versucht eine, Formen zu erraten, welche die andere mit Hilfe ihrer Körper gestaltet, z.b. Zahlen, Buchstaben, Begriffe.

Schuhe suchen
- mindestens sechs Kinder/Gesamtgruppe
- Halle/begrenztes Feld
- miteinander/evtl. Wettkampf
- konzentriert/recht lebhaft
- Schuhe

Die Kinder ziehen ihre Turnschuhe aus. Der/die ÜbungsleiterIn verteilt sie willkürlich in der Halle. Die Kinder werden dann hereingeführt und müssen ihre Turnschuhe finden.
Variation: Die Gruppe verteilt ihre Turnschuhe im Raum. Ein bis drei Kinder sollen die Schuhe nach Paaren zuordnen.

Collage
- ab zwei Kinder/einzeln
- Halle/begrenztes Feld
- jeder für sich/evtl. auch Wettkampf
- konzentriert
- gleichartige Sätze von Bildern, Fotokopien, Puzzeln

Für jedes Kind existiert ein Bild/Fotokopie. Diese werden jeweils in drei bis vier Teile zerschnitten und durcheinander im Raum verteilt. Auf Zuruf sollen die Kinder die entsprechenden Teile suchen und sie zu den ihnen bekannten Bildern, etc. wieder zusammenfügen.

Kinder sortieren
- mindestens zehn Kinder/Gesamtgruppe
- miteinander
- konzentriert

Ein Kind soll mit offenen bzw. verbundenen Augen die anderen Kinder der Größe nach in eine Reihe stellen.

Formen raten
- mindestens fünf Kinder/Gesamtgruppe
- miteinander
- konzentriert
- Kleinmaterialien wie Würfel, Münzen, Knöpfe, Klammern etc.

Die Kinder sitzen in einer Reihe nebeneinander mit nach hinten verschränkten Armen. Der/die ÜbungsleiterIn gibt dem ersten Kind ein en Gegenstand in die Hand, den es befühlen und dann weitergeben soll. Je nach Alter der Kinder können bis zu zehn Gegenstände hintereinander in die Hände gegeben werden. Nach dem letzten Kind nimmt der/die ÜbungsleiterIn die Gegenstände wieder an sich, ohne daß die Kinder etwas sehen können. Danach sollen die Kinder aus einem großen Haufen verschiedener Materialien die Reihenfolge der ertasteten Gegenstände vor sich auf den Boden legen.

Formen suchen
- beliebige Anzahl/einzeln oder Kleingruppen
- Halle
- miteinander/Kooperation
- recht lebhaft/konzentriert
- Kleinmaterialien

Jedes Kind oder Kleingruppe bekommt einen Zettel auf dem bis ca. zehn Gegenstände notiert/abgebildet sind. Die Kinder haben den Auftrag diese Gegenstände, die in der Halle versteckt sind, zu suchen und dann vorzulegen.

Spiegelbild
- beliebige Anzahl/Paare
- miteinander
- konzentriert

Ein Kind nimmt eine bestimmte Körperhaltung ein. Der Mitspieler schaut sich die Körperhaltung genau an und soll sie genau nachmachen.

Formen nachlegen
- beliebige Anzahl/einzeln oder Kleingruppe
- Halle
- jeder für sich oder Kooperation
- konzentriert
- Gymnastikstäbe, Gymnastikreifen, Seile

Der/die ÜbungsleiterIn legt mit Hilfe der Materialien eine beliebige geometrische Form am Boden aus. Die Kinder sollen die Form begutachten und dann selbst an einem anderen Ort nachlegen.
Variation: Gleiches Spiel nur mit Mikadostäben oder Streichhölzern.

Formen in der Bewegung erkennen
- beliebige Anzahl/einzeln
- Halle
- miteinander
- konzentriert
- Seile/Taue

Der/die ÜbungsleiterIn legt mit Seilen/Tauen verschiedene Formen wie Viereck, Kreis, Buchstaben, Zahlen auf den Boden. Die Kinder gehen/ balancieren mit geschlossenen/verbundenen Augen entlang dieser gelegten Formen, sollen diese erkennen und dem/der ÜbungsleiterIn mitteilen.

Formen merken
- beliebige Anzahl/einzeln
- Halle
- jeder für sich
- konzentriert
- Kleinmaterial wie Bälle, Keule, Würfel, etc./Turnbänke, Taue, Kästen

Entlang eines beliebig aufgestellten Balancierparcours aus Turnbänken, Tauen, Kästen werden Kleinmaterialien verteilt. Diese Materialien sollen sich die Kinder merken und am Zielpunkt benennen.

Abhüpfen eines Weges
- beliebige Anzahl/einzeln
- Halle
- jeder für sich
- lebhaft/konzentriert
- Hüpfbälle, Seile bzw. Taue, Papier, Stifte

Der/die ÜbungsleiterIn legt mit den Seilen/Tauen einen bestimmten Weg aus z.B. Wellenlinien (rechte Winkel) etc. Die Kinder sollen mit dem Hüpfball daran entlang hüpfen, sich die Form merken und anschließend auf ein Papier aufzeichnen.

Formen ergänzen
- beliebige Anzahl/einzeln oder Kleingruppe
- Halle
- jeder für sich/oder Kooperation
- konzentriert
- Seile, Taue, Gymnastikstäbe, Bleischnüre

Auf dem Boden sind bekannte Formen mit den Materialien ausgelegt, jedoch fehlen bei den Formen kleinere Stücke. Die Kinder sollen die fehlenden Teile erkennen und mit Material ergänzen.
Variation: Die Kinder fahren die Formen mit Rollbrettern ab.

3.8 Raumwahrnehmung

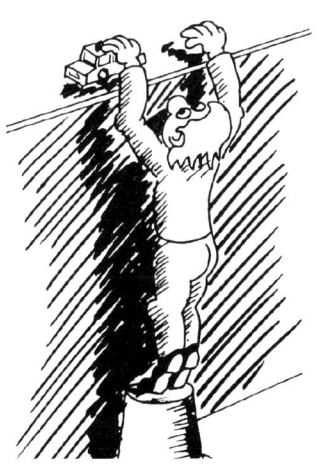

Rollbrett/Drifti fahren
- beliebige Anzahl/einzeln
- Halle festgelegter Aufbau
- miteinander
- lebhaft
- Rollbretter bzw. Driftis, verschiedene Materialien

Jedes Kind bekommt ein Rollbrett bzw. ein Driftie, mit dem es die folgenden Aufgaben bewältigen soll:

1. Fahren durch Tunnel,

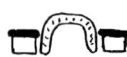 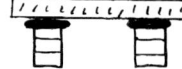 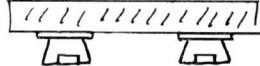

2. Slalomparcours durchfahren, der mit Hütchen oder Stäben ausgesteckt wird,
3. Hindernisbahn durchfahren: die mit Kästen und Turnmatten ausgelegte Halle ist ohne Berührung an den Materialien zu durchfahren.
4. Der richtige Schwung: auf einer Seite der Halle sind Weichböden ausgelegt. Die Kinder mit den Fahrgeräten starten auf der anderen Seite mit unterschiedlichen Geschwindigkeiten. Aufgabe ist es, soviel Schwung aufzunehmen, daß sie möglichst nahe an die Weichböden heranfahren ohne sie zu berühren.
5. Mit Seilen, Schaumstoffklötzen, Keulen, Tauen, Kästen, Turnmatten Straßen aufbauen, entlang denen gefahren wird.

Schatzkarte
- ab zwei Kinder/einzeln oder Kleingruppe
- Halle
- miteinander/Kooperation
- lebhaft/konzentriert
- verschiedene Gegenstände wie Tennisbälle, Sandsäcke, Klammern etc./Papier, Stifte

In der Halle sind verschiedene Gegenstände versteckt. Jedes Kind bzw. Kleingruppe erteilt den Auftrag, die auf einem Zettel stehenden Gegenstände zu suchen, aber nicht aus dem Versteck herauszunehmen. Die Fundorte sollen auf einem Papier markiert werden, so daß eine Schatzkarte der Halle entsteht.

Dunkle Kreise
- beliebige Anzahl/Gesamtgruppe
- Raum mit Verdunklungsmöglichkeit
- miteinander
- konzentriert
- Kreppband

Auf dem Boden werden zwei Kreise/Vierecke mit Kreppband markiert und jedes Kind wird einem der Kreise zugeteilt. Die Kinder nehmen

Aufstellung am Rand des Raumes. Das Licht wird dann gelöscht und die Kinder sollen vorsichtig in ihre Kreise/Vierecke gelangen. Wenn jedes Kind meint, am Ziel zu sein, wird der Raum wieder beleuchtet.

Stuhlmühle
- mind. sechs Kinder/Dreiergruppe
- festgelegter Aufbau
- Wettkampf/Kooperation
- lebhaft/konzentriert
- neun Stühle

Die Stühle werden mit gleichbleibenden Abstand in drei Reihen zu jeweils drei Stühlen aufgestellt. Es spielen jeweils Dreiergruppen gegeneinander. Auf ein Startzeichen versuchen die Kinder, indem sie sich nacheinander auf die Stühle setzen, waagerecht, senkrecht oder diagonal eine Mühle zu bilden. Zunächst darf jeweils der erste der Gruppe, dann der zweite und schließlich der dritte jeweils einen Stuhl besetzen.

Feuer, Wasser, Erde
- beliebige Anzahl/Gesamtgruppe
- Halle, festgelegter Aufbau
- miteinander
- lebhaft
- Turnmatten, Kästen

Die Turnmatten und die Kästen werden an zwei verschiedenen Orten in der Halle verteilt. Die Kinder bewegen sich frei im Raum. Auf Zuruf „Feuer" müssen sich alle Kinder in den Teich (= Turnmatten) retten, auf Zuruf „Wasser" müssen alle Kinder auf die Kästen steigen und bei Zuruf „Erde" legen sich alle flach mit dem Bauch oder Rücken auf den Boden.

Obstsalat
- ab neun Kinder/Gesamtgruppe
- Kreisform
- miteinander
- lebhaft, konzentriert

Die Kinder setzen sich in einen nicht zu kleinen Kreis. Den Kindern werden vier verschiedene Obstnamen zugeteilt. Ein Kind steht in der Mitte und ruft einen Obstnamen. Die betroffenen Kinder wechseln untereinander die Plätze.

Bierdeckellabyrinth
- beliebige Anzahl/einzeln
- Halle
- miteinander/evtl auch Wettkampf
- recht lebhaft/konzentriert
- Bierdeckel oder Seile

Mit Bierdeckeln/Seilen wird ein Labyrinth in der Halle ausgelegt. Ein bis drei Kinder laufen am Start los und müssen möglichst schnell am Zielpunkt das Labyrinth verlassen.

Gitterlauf
- beliebige Anzahl/einzeln
- Halle
- miteinander
- lebhaft/konzentriert
- Seile/Taue

Mit Seilen/Tauen wird ein rechteckiges Gitter auf dem Boden ausgelegt. Die Kinder können sich beliebig in allen Richtungen, aber nur auf den Seilen und Tauen bewegen.

Variation: Fangspiel auf Gitter, ein Kind ist der Fänger und versucht durch geschicktes Laufen auf den Seilen ein anderes Kind abzuschlagen, das die Fängerrolle dann übernimmt.

Hutabjagen
- beliebige Anzahl
- Halle/begrenztes Spielfeld
- lebhaftes Fangspiel
- Hut

Ein Kind setzt sich den Hut auf den Kopf. Die anderen versuchen, ihn zu ergreifen. Der Hutträger darf ihn nicht festhalten und die anderen Kinder dürfen ihn nicht festhalten, sondern nur nach dem Hut greifen. Wer den Hut greifen kann, setzt ihn auf und wird nun verfolgt.

Haus – Turm – Garten
- beliebige Anzahl/Gruppen mit fünf bis zehn Kindern
- Halle
- miteinander
- recht lebhaft, konzentriert
- Stühle, Gymnastikreifen, Teppichfliesen

In der Halle werden die Stühle, Gymnastikreifen und Teppichfliesen beliebig verteilt. Jedes Kind bekommt ein Haus (= Gymnastikreifen), einen Garten (= Teppichfliese) und einen Turm (= Stuhl) zugeordnet. Die Kinder bewegen sich im Raum. Auf Zuruf des Übungsleiters/der Übungsleiterin setzen sich die Kinder entweder ins Haus, in den Garten oder steigen auf den Turm.

Raum-Ertasten
- beliebige Anzahl/einzeln
- Halle
- jeder für sich
- konzentriert
- Tücher

Am Eingang der Halle werden den Kindern die Augen verbunden. Ohne etwas zu sehen, sollen die Kinder ganz vorsichtig die Halle, die Wände und das darin enthaltene Material erkunden. Der/die Übungsleiterln achtet darauf, daß sie nicht zusammenstoßen.

Blindparcours
- beliebige Anzahl/Paare
- Halle/Geräteaufbau
- jeder für sich
- konzentriert
- Turnbänke, Turnmatten, Weichböden, Kästen

In der Halle wird mit den Geräten ein beliebiger Parcours aufgebaut. Ein Kind des Paares bekommt die Augen verbunden und soll blind den Parcours überwinden. Der Partner achtet auf Gefahrenquellen und greift wenn nötig ein.

Höhle
- beliebige Anzahl/einzeln
  bzw. Kleingruppen
- Halle
- Kooperation
- entspannt bis lebhaft
- große Kästen, Turnmatten, Weichböden, Langbänke, Schwungtuch

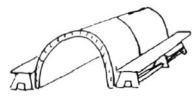 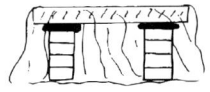

Mit den oben angeführten Materialien werden Höhlen verschiedenster Art gebaut. Über die jeweiligen Aufbauten kann zusätzlich noch ein Schwungtuch gelegt werden.

Turm
- beliebige Anzahl/einzeln bzw. Kleingruppen
- Halle
- Kooperation
- entspannt bis lebhaft
- große Kästen, kleine Kästen, Langbänke, Barren, Turnmatten, Weichböden

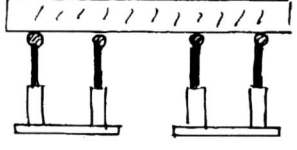 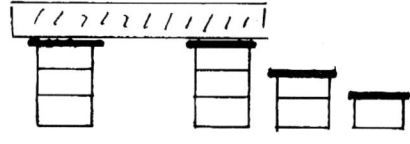

großer Turm   kleiner Turm

Schiefe Ebene
- beliebige Anzahl/einzeln
- Halle
- miteinander
- lebhaft
- Sprossenwand/Barren, zwei bis drei Turnbänke, zwei Weichböden

Durch ein Schwungtuch unterhalb der Weichböden bekommt man gleichzeitig eine Höhle.

Labyrinth
- beliebige Anzahl/einzeln
- Halle
- miteinander
- recht lebhaft
- Turnläufer

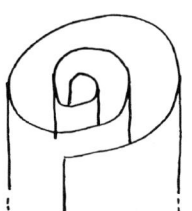

Ein Turnläufer wird senkrecht auf die Kante und spiralförmig aufgestellt, so daß ein Rundgang bis in die Mitte entsteht.

Laufspiele
- beliebige Anzahl/Gesamtgruppe
- Halle
- miteinander
- lebhaft

Übungen:
* Vorwärts, rückwärts, links und rechts durch die Halle laufen,
* Lauf mit ständigem Wechsel: vorwärts, rückwärts, links, rechts,
* Laufen entlang der am Boden markierten Feldlinien,
* zwei Gruppen laufen entlang der Längs- bzw. Querrichtung durch die Halle, so daß sie ihre Wege kreuzen,
* über Markierungen (= Teppichfliesen/Legeteile) oder Brücken (Reiterbretter/Turnmatten), die an bestimmten Punkten in der Halle ausgelegt sind, laufen.

Wegsuche
- beliebige Anzahl/einzeln
- Halle, festgelegter Aufbau
- jeder für sich
- lebhaft/konzentriert
- Seile, Taue

Mit Seilen und Tauen sind von einem Standpunkt aus zwei bis vier verschiedene (möglichst auch in der Farbe unterschiedliche) Wege zu einem Ziel ausgelegt. Die Kinder sollen die jeweiligen Wege erkunden.

Etappen-Fahren
- beliebige Anzahl/einzeln
- Halle
- jeder für sich
- lebhaft
- Rollbretter/Teppichfliesen oder Papier/Stifte

Die Kinder fahren auf den Rollbrettern. In der Halle sind mit Teppichfliesen oder beschrifteten Zettel (Zahlenfolge) Etappenpunkte markiert, die die Kinder als Fixpunkte im Raum anfahren müssen.

Wollfäden aufrollen
- beliebige Anzahl/einzeln
- kleinerer Raum z. B. Klassenraum
- miteinander
- konzentriert, recht lebhaft
- Wollfäden in verschiedenen Farben

Die Kinder binden den Anfang des Fadens fest und spannen ihn kreuz und quer durch den Raum. Das Ende wird fixiert. Die Kinder bewegen sich auf Musik durch den Raum. Die Wollfäden werden dann getauscht und wieder aufgerollt.

Variation: Jedes Kind verfolgt seinen Faden mit den Augen zurück bis zum Anfang und rollt ihn anschließend wieder auf.

Weg wiederfinden
- mindestens zehn Kinder/Gesamtgruppe
- Halle
- miteinander
- konzentriert
- Gymnastikreifen

Start- und Zielpunkt sind festgelegt, z.B. die Längsseiten der Halle. Dazwischen stehen Kinder in Gymnastikreifen. Die restlichen Kinder sollen nun mit verbundenen Augen vom Start zum Ziel gehen. Nähert es sich dabei einen Reifen, dann sagt das darin stehende Kind seinen Namen. Am Ziel angekommen sollen die Kinder ihren Weg wiederfinden.

3.9 Handlungsplanung

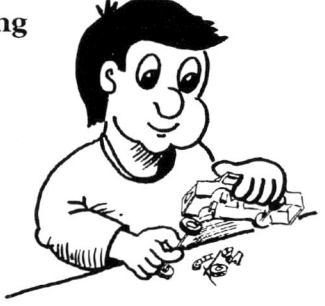

Skilanglauf
- beliebige Anzahl/einzeln
- Halle/festgelegte Strecke
- miteinander
- lebhaft
- Teppichfliesen/Gymnastikstäbe

Jedes Kind bekommt zwei Teppichfliesen und zwei Gymnastikstäbe. Unter jedem Fuß wird jeweils eine Teppichfliese mit der Textilseite nach unten gelegt. Die Gymnastikstäbe werden in die linke und rechte Hand genommen. Aufgabe ist es nun, eine vereinbarte Strecke wie mit Ski und Stöcken entlang zu rutschen.

Bootfahren
- beliebige Anzahl/Kleingruppen oder einzeln
- Halle
- Kooperation oder jeder für sich
- lebhaft
- Rollbretter/Turnmatten/Gymnastikstäbe bzw. Gummistampfer

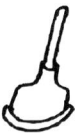

Auf einem Rollbrett bzw. auf vier bis sechs Rollbrettern, mit einer Turnmatte darauf, sitzen die Kinder und versuchen, sich mit Hilfe der Gymnastikstäbe bzw. Gummistampfer ähnlich einer Bootsfahrt fortzubewegen.

Inseln verbinden
- beliebige Anzahl
- Halle
- Kooperation
- Reifen, verschiedene Geräte und Materialien (Therapiekreisel, Bänke,...)

Jedes Kind hat seine eigene Insel (Reifen). Damit die Inselbewohner sich auch bei Flut besuchen können, müssen sie bei Ebbe Brücken und Stege aus den Materialien bauen. Wenn sie fertig sind, besuchen sie sich gegenseitig.

Hindernisse überwinden
- beliebige Anzahl
- Halle
- Kooperation
- Turnhallenausstattung/Aufbau

Aus den Turngeräten wird ein hohes, breites Hindernis gebaut. Die Kinder müssen versuchen, dieses Hindernis zu überwinden. Hilfsmittel wie Seile sind erlaubt.

Turm bauen
- beliebige Anzahl
- Halle
- Kooperation/Wettkampf
- Kleinmaterialien (z. B. Holzklötze, Korken, Bierdeckel)

Gruppen von zwei bis vier Kindern versuchen, aus einem bestimmten Material, einen möglichst hohen Turm zu bauen.
Welche Gruppe ist zuerst fertig?

Bergtour
- beliebige Anzahl/Paare oder Kleingruppen mit drei bis vier Kindern
- Halle/Parcours
- Kooperation
- lebhaft/konzentriert
- Kästen, Turnbänke, Barren, Turnmatten, Weichböden, Seile

z. B.:

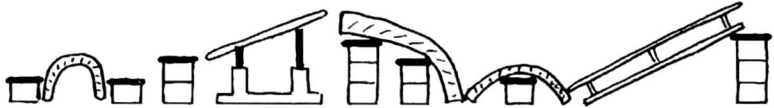

Die Kinder werden mit Seilen untereinander verbunden (Vorsicht: keine Knoten benutzen, die sich zuziehen und die Kinder einschnüren). Als eine sogenannte Seilschaft sollen sie einen beliebig aufgebauten Geräteparcours durchklettern.

Gordischer Knoten
- ab fünf Kinder/Gesamtgruppe
- Kooperation
- konzentriert

Die Kinder stehen im Kreis und gehen mit geschlossenen Augen und hoch gehaltenen Armen langsam aufeinander zu. Ohne zu schauen fassen sich die Kinder beliebig an den Händen. Die so entstandenen Verbindungen dürfen nicht gelöst werden. Aufgabe ist es nun, die bestehende Verwirrung bzw. den Knoten zu lösen, in dem die Kinder sich drehen, unter Armen oder Beinen durchkriechen bzw. drübersteigen usw.

Ein-/Ausrollen in Decke
- beliebige Anzahl/einzeln
- Halle
- jeder für sich
- recht lebhaft
- Wolldecken

Die Kinder legen sich gestreckt auf die Wolldecken und rollen sich abwechselnd ein und aus.

Seilstrecke
- beliebige Anzahl/einzeln
- miteinander
- lebhaft/konzentriert
- Seile

Mit Seilen wird eine Strecke ausgelegt, an der die Kinder entlanggehen; laufen oder springen sollen:
1. linker Fuß auf der linken Seite, rechter Fuß auf der rechten Seite des Seils;
2. rechter Fuß auf der linken Seite, linker Fuß auf der rechten Seite des Seils (überkreuzen).

Seilspringen über das sich bewegende Seil
- beliebige Anzahl/einzeln oder Kleingruppe
- Halle
- miteinander
- lebhaft/konzentriert
- langes Seil

Ein langes Seil wird vom Übungsleiter/der Übungsleiterin am Boden hin- und hergeschlängelt. Die Kinder versuchen von einer Seite zur anderen zu springen.

Variation: Das lange Seil wird zwischen zwei Personen in hohem Bogen kreisförmig geschwungen. Die Kinder müssen immer rechtzeitig über das Seil springen, wenn es in Bodennähe ist.

Durch eine Schlaufe steigen
- beliebige Anzahl/einzeln
- jeder für sich
- konzentriert
- Seile

Seile werden zu engen, hüftengen Schlaufen zusammengebunden. Die Kinder sollen versuchen durch diese Seilschlaufe mit dem ganzen Körper hindurchzuschlüpfen, in dem sie zunächst den Kopf, dann die Arme, die Hüfte und schließlich die Beine hindurchstecken.

Variation: Spiel mit engem Gummischlauch, Fahrradschlauch (12' bis 14' Zoll).

Pappkarton-Parcours
- beliebige Anzahl/einzeln
- Parcours
- miteinander
- lebhaft/konzentriert
- Pappkartons

Die Pappkartons werden in verschiedenen Positionen auf den Boden gestellt. Die Kinder sollen von einem Karton zum nächsten steigen bzw. durch einen Karton hindurch zum nächsten kriechen.
Variation: Spiel mit Kästen und Kastenteilen (Vorsicht, wenn diese umfallen!).

Reifenspringen
- beliebige Anzahl/einzeln
- Halle/Parcours
- miteinander
- lebhaft/konzentriert
- Gymnastikreifen

Die Gymnastikreifen werden in nicht zu weitem Abstand auf dem Boden verteilt. Die Kinder sollen auf Zuruf abwechselnd mit beiden Beinen, mit dem linken oder rechten Bein von Reifen zu Reifen springen.

Seiltransport
- beliebige Anzahl/einzeln
- Halle/von Seite zu Seite
- jeder für sich
- konzentriert/recht lebhaft
- kleine Fahrradschläuche/elastische Bänder/Seile

Der Schlauch/das Band/das Seil um die Unterschenkel legen und durch Beinspreizen spannen, so daß er/bzw. es nicht herunterfällt. Die Kinder sollen dann eine Strecke bewältigen, ohne daß der Schlauch/ das Band/das Seil den Boden berührt.

Fortbewegung in bestimmten Positionen
- beliebige Anzahl/Gesamtgruppe
- Halle
- miteinander
- lebhaft
- Bandgerät/Musikcassette

Während einer Musik bewegen sich die Kinder frei in der Halle. Beim Stop der Musik gibt der Übungsleiter/die Übungsleiterin jeweils eine neue Form des Fortbewegens an, z. B. Rückwärtslaufen, auf allen Vieren, mit beiden Beinen hüpfen usw.

Rollbrett fahren
- beliebige Anzahl/einzeln
- Halle
- jeder für sich
- lebhaft/z. T. konzentriert
- Rollbretter

(einzeln Fahren s. Übungen Gleichgewicht)

mit Zusatzaufgaben wie:
- einen Ball in ein Faß oder Kasten werfen,
- einen Ball mit den Beinen transportieren,
- während der Fahrt Gegenstände links und rechts vom Rollbrett aufnehmen,
- ein in Hüfthöhe gespanntes Seil berühren,
- in der Mitte der Halle berühren sich zwei Kinder mit den Händen,
- mit den Händen (li./re.) aufgestellte Kegel umstoßen.

Schattenratespiel
- ab zehn Kinder/einzeln oder Kleingruppe
- Halle/evtl. Geräteraum
- Kooperation
- konzentriert
- Weißes Tuch, starke Lichtquelle z. B. Halogenscheinwerfer, Seile

Hinter einem aufgehängten weißen Tuch steht eine Lichtquelle, die das Tuch von hinten beleuchtet. Gegenstände oder Personen zwischen der Lichtquelle und dem Tuch lassen auf dieser Weise Schatten auf dem Tuch entstehen.

Einzelne Kinder oder Kleingruppen bekommen vom Übungsleiter/der Übungsleiterin Vorgaben, z. B. Tiere, Begriffe oder Märchen pantomimisch darzustellen. Der Rest der Kinder schauen sich das Schattenspiel an und sollen das Dargestellte erraten.

Schauspielschule
- ab sechs Kinder/Paare bzw. zwei Gruppen
- miteinander/Kooperation
- konzentriert

Die Kinder stehen sich gegenüber und müssen Begriffe, die der/die ÜbungsleiterIn vorgibt, spielerisch darstellen und gegenseitig erraten. *Variationen:* 1. Ortsangaben wie Bahnhof, Zoo, Flugplatz usw. darstellen; 2. Situationen wie Eis essen, Torschießen usw. in Zeitlupe darstellen.

3.10 Auge-Hand-(Fuß-)Koordination

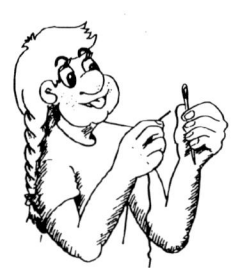

Waschtag
- ab sechs Kinder/Gesamtgruppe
- miteinander
- lebhaft
- Leine, Klammern, Stoffreste bzw. Kleider

Auf einer Leine hängen mit Klammern befestigte Stoffreste, die das erste Kind abhängen und dem zweiten Kind an einer etwas entfernt liegenden Markierung übergeben soll. Das zweite Kind hat dann den Auftrag, die Stoffreste wieder mit Klammern auf der Leine zu befestigen.

Indianer
- beliebige Anzahl/Paare
- Kooperation
- konzentriert
- Wäscheklammern

Jedes Paar bekommt eine festgelegte Menge an Wäscheklammern (mindestens 20). Ein Kind läßt sich von seinem Partner zum Indianer schmücken, indem die Wäscheklammern wie Federn oder Fransen an die Ärmel oder Hosenbeine angeklammert werden.

Wäscheklammer fangen
- beliebige Anzahl/Gesamtgruppe
- begrenztes Feld
- Wettkampf
- sehr lebhaft
- Wäscheklammern

Jedes Kind bekommt fünf Wäscheklammern, die es an beliebigen Stellen an seinen Körper klammert. Während einer festgelegten Zeit, z.B. fünf Minuten, versuchen die Kinder untereinander die Klammern zu klauen und an ihrem Körper festzuklammern. Auch ein Kind, das keine Klammern mehr besitzt, macht weiter mit und kann sich so neue Klammern beschaffen.

Bauklotzturm
- beliebige Anzahl/Gesamtgruppe
- Halle
- miteinander/Kooperation
- lebhaft
- Bauklötze

Aus einem Haufen von Bauklötzen nimmt sich das erste Kind einen Bauklotz, läuft damit zu einer Markierung und legt den ersten Stein für den gemeinsamen Turm auf den Boden. Dann schlägt es das nächste Kind ab. Jedes weitere Kind legt so einen Bauklotz nach dem anderen auf den gemeinsamen Turm bis er kippt.

Variation: Wettkampf zwischen zwei oder mehreren Mannschaften

Gymnastikstabrollen
- beliebige Anzahl/einzeln
- Halle/von Seite zu Seite
- jeder für sich
- lebhaft/konzentriert
- Gymnastikstäbe

Jedes Kind bekommt drei Gymnastikstäbe. In jede Hand nimmt es einen Stab. Der dritte liegt auf dem Boden und wird mit Hilfe der anderen Stäbe zur gegenüberliegenden Seite gerollt.

Variationen:
1. Wettkampf in Form einer Staffel.
2. Durch eine mit Seilen/Keulen/Hütchen markierte Strecke rollen.

Ballrollen
- beliebige Anzahl/einzeln
- Halle/von Seite zu Seite
- jeder für sich
- lebhaft/konzentriert
- verschiedene Bälle: Medizin-, Gymnastik-, Tennis-, Tischtennisball

Jedes Kind bekommt einen Ball und soll ihn von einer Seite der Halle zur anderen rollen, mit der linken und rechten Hand.
Variationen:
1. Durch einen Parcours rollen, den mit Hütchen, Keulen, Tauen und Seilen ausgelegt wird.
2. Den Ball mit Hilfe eines Stabs oder Kochlöffels rollen.

Jonglieren
- beliebige Anzahl/einzeln
- jeder für sich
- konzentriert
- Materialien wie Chiffontücher, Jonglierbälle, Tennisbälle, Keulen, Diablo, etc.

Jedes Kind bekommt die Möglichkeit, die vorhandenen Materialien auszuprobieren, um sich dann für eins zu entscheiden, mit dem es sich intensiv beschäftigt.

Seifenblasen fangen
- beliebige Anzahl/Gesamtgruppe
- miteinander
- lebhaft
- Seifenblasenflüssigkeit

Von einer erhöhten Stelle, z.B. Kasten, pustet ein Kind oder der/die ÜbungsleiterIn Seifenblasen, welche die Kinder versuchen
1. zu zerschlagen,
2. aufzufangen, mit der Hand oder Drahtschlaufen.

Schwänzchen rauben
- ab sechs Kinder/Gesamtgruppe
- Halle/begrenztes Feld
- Wettkampf
- lebhaft
- Seile/Bänder

Jedes Kind bekommt ein Seil/Band, das es sich hinten in den Hosenbund steckt. Ein Fänger ohne Schwänzchen versucht sich eins bei einem anderen Kind zu rauben. Das Kind ohne Schwänzchen wird automatisch zum Fänger.

Taschenlampenspiel
- beliebige Anzahl/Kleingruppen
- Raum mit Verdunklungsmöglichkeit
- miteinander
- konzentriert
- Taschenlampen

Ein Kind der Gruppe bekommt eine Taschenlampe und steht auf einem erhöhten Platz. Mit der Taschenlampe läßt es einen Lichtpunkt auf dem Boden wandern, den die anderen Kinder mit den Händen/Füßen verfolgen und berühren sollen.
Variation: Die anderen Kinder besitzen ebenfalls Taschenlampen und versuchen mit ihren Taschenlampen dem Lichtpunkt zu folgen.

Boccia
- beliebige Anzahl/Gesamtgruppe
- Halle
- Wettkampf
- konzentriert
- Medizinball, Tennisbälle, Tischtennisbälle, Gummireifen

Die Kinder versuchen einen weiter entfernt liegenden Medizinball mit Tennisbällen, Tischtennisbällen, oder Gummireifen zu treffen bzw. möglichst nahe heranzurollen/-werfen.

Minigolf
- beliebige Anzahl
- Halle
- kooperativ/konzentriert
- Hallenausstattung/Kleinmaterialien

Die Kinder überlegen zusammen mit dem Übungsleiter/der Übungsleiterin, mit welchen Materialien man eine Minigolfstation bauen kann. Sie probieren aus, mit welchen „Schlägern" und Bällen man gut spielen kann. Der Parcours wird ausprobiert und verbessert.
Schließlich kann jeder zählen, wieviele Schläge er braucht, um durch den Parcours zu kommen. Dieses Angebot kann über mehrere Stunden bestehen, so daß die Kinder einmal bezogen auf den Bau des Parcours selbständiger werden und zum anderen geschickter mit Schläger und Ball werden.

Hockey
- beliebige Anzahl/zwei Mannschaften
- Spielfeld
- lebhaft
- Wettkampf
- Hockeyschläger, Stäbe, Besen,... verschiedene Bälle, Hockeyscheiben

Feld und Tore werden bezogen auf die Gruppengröße und das Können der Kinder festgelegt. Die Kinder spielen in zwei Mannschaften gegeneinander. Ab und zu werden Schläger und/oder Bälle ausgetauscht.

Reifenjagd
- beliebige Anzahl/Gesamtgruppe
- Halle
- miteinander
- konzentriert
- Gymnastikreifen, Bälle

Der/die ÜbungsleiterIn rollt den Gymnastikreifen durch die Halle. Die Kinder, die links und rechts der Strecke stehen, versuchen mit ihren Bällen durch den rollenden Reifen zu werfen oder zu schießen.
Variation: Den rollenden Reifen umwerfen, -schießen.

Zielwurf
- beliebige Anzahl/einzeln
- jeder für sich
- konzentriert
- Tennisbälle, Gymnastikreifen, Kreppband, kleiner Kasten

Jedes Kind bekommt einen Tennisball. Damit soll es durch aufgehängte Gymnastikreifen, in mit Kreppband abgeklebte Kreise oder in einen umgedrehten kleinen Kasten treffen.
Variation: Zwei Mannschaften sammeln in vorgegebener Zeit oder Wurfanzahl Treffpunkte.

Pendelball
- beliebige Anzahl/einzeln
- jeder für sich
- konzentriert
- Ball mit Aufhängung/Ball mit Ballnetz

Die Kinder versuchen einen pendelnden Ball mit der Hand/mit einem Stab zu treffen.

Variation: Die Kinder sollen einen zugeworfenen Ball (Gymnastikball, Softball) mit der Hand oder einem Stab treffen.

Kegeln
- beliebige Anzahl/einzeln
- Halle
- jeder für sich
- konzentriert
- Gymnastikkeulen/verschiedene Bälle z. B. Gymnastikball, Medizinball

Eine beliebige Anzahl von Gymnastikkeulen werden in verschiedenen Aufstellungen in einer festgelegten Entfernung aufgebaut. Mit den verschiedensten Bällen sollen die Kinder die Keulen durch gezieltes Rollen umstoßen.

Variationen:

1. Es spielen Mannschaften mit festgelegten Absprachen über Zahl und Aufstellung der Keulen sowie Entfernung und Ballsorte, gegeneinander.
2. Das Anrollen des Balls erfolgt von einer Rampe (eingehängte Turnbank) herunter.

Perlen fischen
- ab sechs Kinder/zwei Mannschaften
- Halle/festgelegte Strecke
- Wettkampf
- lebhaft/konzentriert
- kleine Holzkugeln, Perlen, Murmeln/Zuckerzangen

In einer Kiste sind zahlreiche Perlen, kleine Holzkugeln oder Murmeln. Von einer Markierung aus läuft jeweils ein Kind jeder Mannschaft mit der Zuckerzange zu der Kiste, fischt eine Perle/Holzkugel/Murmel heraus und trägt sie vorsichtig zur eigenen Mannschaft. Die Zange wird an das jeweils nächste Kind übergeben bis alle Perlen/Holzkugeln/Murmeln verteilt sind.

Zahlenabwerfen
- ab zehn Kinder/Gesamtgruppe
- Halle/Kreisaufstellung
- Wettkampf
- lebhaft/konzentriert
- Softbälle/Gymnastikbälle/Papier und Stift

Jedes Kind bekommt einen Zettel mit einer Zahl von 1 - 10 angeheftet und einen Ball in die Hand. Alle stehen in einem Kreis. Der/die ÜbungsleiterIn gibt eine Rechenaufgabe z. B. 2 + 4 = ?, die die Kinder lösen müssen. Das Kind mit dem Zettel der Lösungszahl muß schnell weglaufen, da die anderen Kinder versuchen es abzuwerfen.

3.11   Visuelle Wahrnehmung

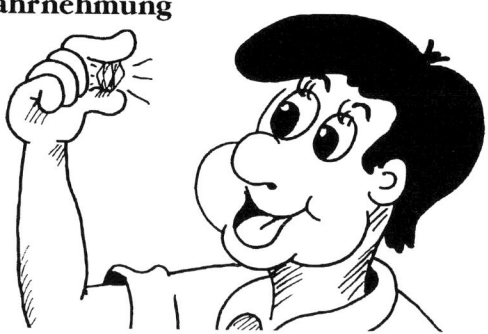

Farbendifferenzierungsspiel
- zwei bis 20 Kinder je nach Größe des Schwungtuchs/Gesamtgruppe
- beliebiger Spielort
- recht lebhaft, konzentriert
- rundes Schwungtuch mit verschiedenfarbigen Segmenten

Während einer Musik oder Tambourinschlägen laufen die Kinder im Uhrzeigersinn um das Schwungtuch herum. Beim Aussetzen der Musik oder der Tambourinschläge benennt der/die ÜbungsleiterIn eine Farbe. Die Kinder müssen sich daraufhin auf ein Segment des Schwungtuchs mit der entsprechenden Farbe setzen.

Variation: Bei der Unterbrechung der Musik oder der Tambourinschläge zeigt der/die ÜbungsleiterIn Farbtäfelchen bzw. farbige Tücher anstatt eine Farbe zu benennen.

Farben finden zueinander
- mehr als fünf Kinder/Gesamtgruppe
- beliebiger Spielort
- miteinander
- lebhaft, erfordert Konzentration
- Bandgerät/Kassette

Zu einer Musik bewegen bzw. laufen alle Kinder durcheinander. Die Musik wird unterbrochen und der/die ÜbungsleiterIn benennt eine Farbe. Die Kinder sollen daraufhin Gruppen bilden, in denen sich Kinder mit Textilien der entsprechenden Farbe befinden.

Welche Farbe gehört wohin?
- empfehlenswert mindestens vier Kinder/Gesamtgruppe
- beliebiger Spielort
- Wettkampf oder Kooperation
- lebhaft, konzentriert
- farbige Kisten/Wannen, große Anzahl verschiedener bunter Klein-Materialien (z. B. Bälle, Wäscheklammern, etc.)

Um eine Spielfläche herum sind Kisten in den vier Farben: rot, blau, grün, gelb verteilt. Innerhalb der Spielfläche liegen eine große Anzahl von Kleinmaterialien ebenso in den vier Farben am Boden verstreut. Auf Zuruf einer Farbe sollen die Kinder Materialien dieser Farbe in die zugehörige Kiste bringen.

Der/die ÜbungsleiterIn wartet aber nicht bis alle Materialien dieser Farbe eingesammelt sind, sondern wechselt nach einer gewissen Zeit (z. B. 20 Sekunden) die zu sortierende Farbe. Die Kinder müssen daraufhin sofort ihre Aufmerksamkeit auf die Materialien der anderen Farbe lenken.

Variaton: Anstelle des Zurufs hebt der Übungsleiter Farbkästchen oder farbige Tücher in die Höhe.

Reifentanz
- mindesten vier Kinder/Gesamtgruppe
- beliebig
- Wettkampf
- konzentriert
- Gymnastikreifen entsprechend der Anzahl der Kinder

Auf dem Boden werden Gymnastikreifen ausgelegt, wobei ein Reifen besonders gekennzeichnet wird. Zu einer Musik bewegen sich die Kinder um die Reifen herum. Wird die Musik gestoppt, sollen sich die Kinder jeweils in einen nicht gekennzeichneten Reifen setzen. Das Kind, das sich in den übriggebliebenen, gekennzeichneten Reifen setzen muß, darf eine beliebige Körperposition vorgeben, die alle Kinder beim nächsten Halt der Musik im Reifen einnehmen müssen.

Taschenlampe verfolgen
- max. zehn Kinder/Gesamtgruppe
- Raum mit Möglichkeit der Verdunkelung
- miteinander
- konzentriert, recht lebhaft
- Taschenlampe

Mit einer Taschenlampe leuchtet der/die ÜbungsleiterIn in verschiedenen Richtungen auf dem Boden entlang. Der Raum sollte nicht gänzlich abgedunkelt sein. Die Kinder sollen nun dem Lichtkegel bzw. dem Lichtpunkt auf dem Boden folgen.

Schattenlaufschlange
- beliebige Anzahl/Gesamtgruppe
- beliebiger Spielort
- miteinander
- durchaus lebhaft, konzentriert

Ein Kind geht/läuft auf Umwegen durch den Raum. Ein weiteres Kind versucht im Abstand von ca. 1 m seinem Vorgänger genau zu folgen. Dem zweiten Kind folgt ein drittes, dem dritten ein viertes, ...

Seilspur folgen
- Gruppengröße abhängig von vorhandenem Material
- beliebige Spielart
- gemeinsame Aufgabe
- lebhaft, konzentriert
- Seile verschiedenster Art

Auf dem Boden werden Seile nach beliebigem Muster ausgelegt. Die Kinder sollen sich entlang der Seile fortbewegen ohne sich anzustoßen. *Variation:* Fangspiel (z.B. eine Spinne versucht Fliegen zu fangen).

Schlange fangen
- beliebige Anzahl/Paare
- beliebiger Spielort
- Wettkampf
- lebhaft, konzentriert
- Baumwollseile (2,50 m)

Ein Kind zieht oder schwingt ein Seil in Zick-Zack-Bewegungen über den Boden. Der Spielpartner versucht, das Seil nur mit Hilfe der Füße zu fangen.

Wer fehlt

- nicht zu große Gruppe
- beliebiger Spielort
- miteinander spielen
- konzentriert, entspannt
- Wolldecke, Laken

Eine Gruppe von Kindern setzt sich in beliebiger Form auf den Boden. Ein Kind verläßt den Raum oder schaut im gewissen Abstand weg. Während dieser Zeit wird ein Kind der Gruppe mit der Wolldecke zugedeckt. Das herein- bzw. wiederkommende Kind muß nun das zugedeckte Kind erraten.

Formen bauen

- mindestens sechs Kinder/Kleingruppen
- beliebige Spielart
- Kooperation
- konzentriert

Eine Gruppe überlegt sich eine beliebige Form, die sie gemeinsam mit ihren Körpern darstellen sollen. Die jeweilige andere Gruppe bzw. jeweiligen anderen Gruppen soll(en) nun versuchen, diese Form nachzubilden.

Schattenspiele

- beliebige Anzahl/einzeln, Paare
- abhängig von Lichtquelle
- jeder für sich, evtl. Kooperation
- konzentriert, entspannt
- Diaprojektor, Halogenstrahler, evtl. Leinwand bzw. großes helles Tuch

Eine Wand bzw. eine Leinwand wird ausgeleuchtet. Die Kinder versuchen, mit ihren Händen oder ihrem gesamten Körper etwas darzustellen, das die anderen erraten sollen.

Variation: Eine Gruppe von Kindern versucht eine Szene oder eine Geschichte darzustellen.

3.12   Akustische Wahrnehmung

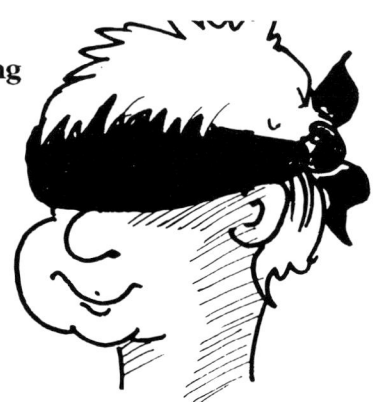

Geräusche überall
- beliebige Anzahl/einzeln
- Halle (im Sommer auch Außengelände)
- miteinander
- entspannt
- Turnmatten/Isomatten

Jedes Kind sucht sich auf einer Matte einen Platz in der Halle. Die Kinder sollen sich ruhig hinlegen und möglichst ruhig verhalten, um die verschiedensten Geräusche in ihrem Körper, in der Halle oder außerhalb der Halle zu hören. Abschließend werden die gehörten Geräusche gesammelt.

Geräusche erkennen
- beliebige Anzahl/einzeln
- Halle
- miteinander
- entspannt
- Turnmatten/Isomatten–Bandgerät

Geräusche oder eine Musik werden von einer Kassette abgespielt. Während des Abspiels werden verschiedene Geräusche manuell erzeugt, die die ruhig auf Matten liegenden Kinder heraushören sollen.

Geräusche-Quiz
- beliebige Anzahl/einzeln
- beliebige Spielart/Kreisform
- konzentriert
- Filmdosen, Füllmaterial (Reis, Erbsen, Linsen, Nägel, etc.)

Filmdosen werden mit unterschiedlichen Materialien gefüllt. Sie werden unter den Kindern verteilt und die sollen durch Schütteln die jeweiligen Füllmaterialien erraten.

Schatzwächter
- max. 15 Kinder/Gesamtgruppe
- Halle/Kreisform
- Wettkampf
- konzentriert
- Gummiringe oder Sandsäcke

Die Spielgruppe bildet einen großen Kreis, in dem ein Kind in der Mitte mit verbunden Augen den Schatzwächter spielt. Um den Schatzwächter liegen Gummiringe oder Sandsäcke, die jeweils ein Kind der Gruppe zu stehlen versucht. Falls der Schatzwächter das jeweilige Kind beim Heranschleichen oder Beute wegtragen hört, soll er mit dem Finger auf die Geräuschquelle zeigen. Stimmt die Richtung, muß der Gegenstand zurückgelegt werden. Spielende ist, wenn alle Gegenstände erbeutet wurden.

Frösche suchen
- beliebige Anzahl/Gesamtgruppe
- Halle/Spielfeld
- Wettkampf
- lebhaft, konzentriert
- Tuch

Einem Fänger werden die Augen verbunden. Der Rest der Gruppe, die „Frösche" verteilen sich im Raum. Der blinde Fänger bewegt sich frei durch den Raum und versucht, Frösche zu fangen. Die bedrohten Frösche können sich durch eine vorher festgelegte Zahl an Sprüngen aus dem Gefahrenbereich entfernen. Sind die Sprünge aufgebraucht, müssen die Frösche stehenbleiben.

Laut und Leise
- beliebige Anzahl/Gesamtgruppe
- Halle
- Wettkampf
- konzentriert
- beliebige Gegenstände

Ein Kind verläßt den Raum, während die Gruppe einen Gegenstand in der Halle versteckt. Das Kind wird wieder herangeführt und bekommt den Auftrag den Gegenstand zu suchen. Die Gruppe begleitet die Suche mit Geräuschen. Je näher sich das Kind an dem zu suchenden Gegenstand befindet, desto lauter erzeugt die Gruppe das Geräusch.

Regnerisch
- mindestens fünf Kinder/Gesamtgruppe
- Halle/Kreis
- Kooperation
- konzentriert

Alle Kinder setzen sich in einen Kreis. Ausgehend von einem Kind versuchen die Kinder reihum verschiedene Formen des Regenwetters darzustellen. Das erste Kind erzeugt das verabredete Geräusch, das nachfolgende Kind macht das Geräusch nach bis schließlich der ganze Kreis das Geräusch erzeugt. Dann beginnt das Anfangskind mit einem neuen Geräusch....

1.) aufkommender Wind: Handflächen aneinandereiben
2.) Regentropfen: mit Fingerkuppen auf den Boden tippen
3.) starker Regen: mit den Händen am Boden trommeln
4.) Donner: mit den Füßen auf den Boden trommeln

Führen durch Zuruf
- beliebige Anzahl/Paare
- Halle
- Kooperation
- konzentriert

Die Kinder bilden Paare, wobei ein Kind die Augen schließt oder verbunden bekommt. Das andere Kind spielt den Blindenführer, in dem es auf der gegenüberliegenden Hallenseite Aufstellung nimmt und durch Zuruf eines festgelegten Wortes oder Signals seinen blinden Partner zu sich führen soll.
Variation: Statt des Zurufs können auch verschiedene Musikinstrumente eingesetzt werden.

Wo ist die Glocke
- etwa 15 Kinder/Gesamtgruppe
- beliebiger Spielart/Kreis
- Kooperation/Wettkampf
- konzentriert
- Glocke, Glockenband

Bis auf ein Kind stellen sich alle Kinder in einem Kreis auf, der sehr eng sein sollte. Die Kinder mit dem Rücken nach innen. In den nach hinten gehaltenen Händen wird eine Glocke weitergereicht. Das außenstehende Kind hat die Aufgabe, den Ort der Glocke zu bestimmen, in dem es schnell den betreffenden Namen des Kindes ruft.

Straßenbahn
- fünf bis 15 Kinder/Gesamtgruppe
- Halle
- miteinander
- konzentriert, recht lebhaft
- Rollbretter, zwei Seile/Taue (lang), Glocken Rasseln, etc.

In eine Halle werden zwei Seile/Taue in Hüfthöhe gespannt. Die Kinder, sitzend oder kniend auf Rollbrettern, sollen sich blind an den Seilen/Tauen in beiden Richtungen entlanghangeln. Um Unfälle zu vermeiden sollen sie mit den Glocken oder Rasseln Geräusche bzw. Laute erzeugen. Bei Begegnungen müssen sie vorsichtig aneinander vorbeifahren.

Buschtrommeln
- bis 20 Kinder/Gesamtgruppe
- Halle/Kreis
- miteinander
- konzentriert

Die Kinder sitzen im Kreis. Der Übungsleiter/die Übungsleiterin oder ein Kind gibt eine Nachricht an seinen Nachbarn durch Trommeln eines bestimmten kurzen Rhythmus mit Hilfe der Hände auf den Boden weiter. Dieser leitet den Rhytmus an seinen nächsten Nachbarn weiter bis die Nachricht wieder am Ausgangspunkt ankommt.

3.13   Knoten für die Befestigung mit Seilen

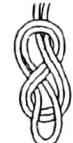

Achterknoten gebunden

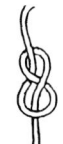

Achterknoten gesteckt

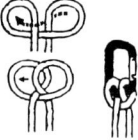

Mastwurf gelegt

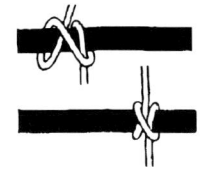

Mastwurf gesteckt

Prusikknoten

Die Prusikknoten schiebt man wechselseitig nach oben, indem man sie be- und entlastet.

Der Prusikknoten wirkt bei Belastung als Klemmknoten.

Mit zwei Gymnastikseilen und einem Klettertau kann man bis an die Decke prusiken. Es empfiehlt sich die Anschaffung von ca. 4 m langen Reepschnüren mit einem Durchmesser von 5 mm. Sie sind belastbarer als Gymnastik- und Kletterseile, die auch einen großen Reibungswiderstand haben.

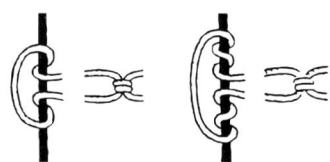

Prusikknoten gelegt

Spierenstich

Die Verbindung zweier Seile, Abbindungen von Seilen, Herstellung von Zugschlingen, eventuell als Anseilknoten.

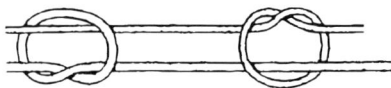

Spierenstich

4. Nachwort

Die Broschüre „Entwicklungsfördernde Bewegungsangebote – unter psychomotorischen Gesichtspunkten" ist im Zusammenhang mit der praktischen Arbeit im Projekt „Sportförderung an der Mittelpunktschule Cappel" entstanden (seit Sommer 1994: Erich-Kästner-Schule).

Das Projekt „Sportförderung" ist eingebettet in das übergeordnete „Programm zur Förderung der Zusammenarbeit von Schulen und Sportvereinen", welches gemeinsam vom Hessischen Kultusministerium und dem Landessportbund Hessen erarbeitet wurde. Seit Beginn des Schuljahres 1992/93 wird im Rahmen des Programms die Absicht verfolgt, während der schulischen Nachmittagsbetreuung breiten- und freizeitsportliche Angebote anzubieten und zu etablieren. Einbezogen sind die Grundschule und alle Schulformen bis einschließlich der zehnten Jahrgangsstufe.

Da sich das landesweite Projekt „Sportförderung" als eine Initiative zur Förderung bewegungsauffälliger Kinder im Grundschulalter versteht, ergeben sich in einigen Punkten Abweichungen oder auch Ergänzungen zu den Grundlagen und Zielsetzungen des Gesamtprogramms. Im speziellen Fall des Projekts „Sportförderung an der Erich-Kästner-Schule Cappel" erlangen durch die Beteiligung des „Vereins zur Bewegungsförderung – Psychomotorik – e.V. Marburg (VBF)" psychomotorische Erkenntnisse sowie das motopädagogische Konzept für die Grund- und Sonderschule hier eine besonderer Bedeutung für die Praxis.

Die durch das Programm angestrebte Zusammenarbeit zwischen Schulen und Sportvereinen erfolgt in Cappel mit dem oben genannten VBF und dem „Turn- und Spielverein 1906 (TSV 06) Cappel". Während der TSV 06 Cappel durch das Angebot, die vereinseigene Turnhalle und die darin vorhandenen Turngeräte und Materialien zu benutzen, eine wichtige Grundlage geschaffen hat, zeigt sich der VBF Marburg verantwortlich für die Organisation und Durchführung der Förderstunden. Dementsprechend werden auch von diesem die ÜbungsleiterInnen gestellt. In der Regel sind dies Diplom-Motologen (in der Mehrzahl Sportlehrer mit zusätzlichem Aufbaustudium „Motologie"), die besonders für den Umgang mit Bewegungstörungen bzw. psychomotorischen Störungen geschult sind. Die Erich-Kästner-Schule Cappel, die in enger Verbindung mit dem VBF Marburg steht, erfüllt in der Hauptsache die Aufgaben der terminlichen Koordination von Förderstunden und Stundenplan sowie der Vorauswahl förderbedürftiger Kinder.

5. Literaturhinweise

Theoretische Grundlagen:

AYRES, A.J.: Bausteine kindlicher Entwicklung. Heidelberg/Berlin 1984.

AYRES, J.: Lernstörungen, Sensorisch-integrative Dysfunktion. Berlin/Heidelberg/New York: Springer 1979.

BRAND, I./BREITENBACH, E./MAISEL, V., (Hrsg.): Integrationsstörungen – Diagnose und Therapie im Erstunterricht. Würzburg: Maria-Stern-Schule 1988.

DEFERSDORF, R.: Drück mich mal ganz fest – Geschichte und Therapie eines wahrnehmungsgestörten Kindes. Freiburg im Breisgau: Herder 1991

DURCHHOLZ, D.: Das Projekt „Sportförderung" an der MSP Cappel – Darstellung motopädagogischer Arbeit am Beispiel einer Fördergruppe. Diplomarbeit, Marburg 1993.

EGGERT, D./LÜTJE-KLOSE, B.: Theorie und Praxis der psychomotorischen Förderung. Dortmund: Borgmann 1994.

EHMI, H./KRETSCHMER, J./SCHERLER, K.: Spiel und Sport mit Kindern. Reinbek: Rohwohlt 1985.

FISCHER, K.: Psychomotirik und Frühförderung. In: Motorik 1991, Heft 1.

FUNKE, J.: Psychomotorik in der Schule. In: Motorik 1988, Heft 4.

IRMISCHER, T.: Motopädagogik bei geistig Behinderten – Eine ganzheitliche entwicklungsorientierte Bewegungserziehung. Schorndorf: Hofmann 1980.

IRMISCHER, T.: Grundzüge der Motopädagogik. Schorndorf: Hofmann 1981

IRMISCHER, T.: Motopädagogik – Kurs 1: Körpererfahrung. Kursunterlagen, Protokolle, Notizen.

KESPER, G./HOLTINGER, C.: Mototherapie bei sensorischen Integrationsstörungen. München-Basel: Ernst-Reinhard-Verlag 1992.

KIPHARD, E.J.: Motopädagogik – Psychomotorische Entwicklungsförderung, Band 1. Dortmund: Verlag Modernes Lernen 1980.

LANDESSPORTBUND HESSEN/Hessisches Kultusministerium (Hrsg.): Programm zur Förderung der Zusammenarbeit von Schulen und Sportvereinen.

LANDESSPORTBUND HESSEN (Hrsg.): Manuskript zum Projekt Sportförderung – Eine Initiative zur Förderung bewegungsauffälliger Kinder. Frankfurt 1992.

MÜLLER-SCHWARZ, M.: Projekt „Sportförderung" – Eine Zusammenarbeit der Mittelpunktschule Cappel, dem TSV Cappel und dem Verein zur Bewegungsförderung – Psychomotorik – e.V. Marburg. Diplomarbeit, Marburg 1993.

PHILIPPI-EISENBURGER, M.: Motologie. Schorndorf: Hofmann 1991.

SCHERLER, K.-H.: Sensomotorische Entwickung und materiale Erfahrung. Schorndorf, Hofmann 1975.

SCHILLING, F.: Bewegungserziehung, Bewegungsbehinderung und das Konzept der Erziehung durch Bewegung. In: Sportwissenschaft 1977, Heft 7.

SCHILLING, F.: Entwicklung und Erschienungsformen der Händigkeit. In: Motorik 1979, Heft 2.

SCHILLING, F.: Grundlagen der Motopädagogik. In: Clauss, A.: Förderung entwicklungsgefährdeter und behinderter Heranwachsender. Erlangen 1984.

VEREIN ZUR BEWEGUNGSFÖRDERUNG – Psychomotorik – e.V. Marburg: Vereinssatzung. Marburg 1991.

ZIMMER, R.: Materiale Erfahrung und Umweltbewältigung. Lehrbrief des Aktionskreises Psychomotorik e.V.. Lemgo 1983.

ZIMMER, R./Cicurs, H.: Psychomotorik, neue Ansätze im Sportförderunterricht und Sonderturnen. Schorndorf: Hofmann 1987.

Anregungen für die Praxis:

BRAND, I./BREITENBACH, E./ MAISEL, V., (Hrsg.): Integrationsstörungen, Diagnose und Therapie im Erstunterricht. Würzburg: Maria-Stern-Schule 1988.

BRINKMANN, A./Treeß, V.: Bewegungsspiele. Reinbek: Rohwohlt 1980.

BOESE, G.: Lustige Spiele im Raum. Kalken Spieleverlag.

BRÜCKEN, H.: Kimspiele. dtv Spiele 10773, 1987.

DORDEL, S.: Bewegungsförderung in der Schule – Handbuch des Schulsonderturnens/Sportförderunterichts. Dortmund: Verlag Modernes Lernen 1987.

EGGERT, D:/LÜTJE-KLOSE, B.: Therorie und Praxis der psychomotorischen Förderung. Dortmund: Borgmann 1994.

HACKE, I./HANSEN-KETELS, A./RIECK, G.: Psychomotorik-Kartei. Dortmund: Borgmann 1993.

KESPER, G./HOLTINGER,C.: Mototherapie bei sensorischen Integrationsstörungen. München-Basel: Ernst-Reinhard-Verlag 1992.

KIPHARD, E.J.: Motopädagogik – Psychomorische Entwicklungsförderung, Band 1. Dortmund: Verlag Modernes Lernen 1980.

LÖSCHER, W.: Hör-Spiele, Sinn-volle Frühpädagogik. München: Don Bosco 1992.

LÖSCHER, W.: Riech- und Schmeck-Spiele, Sinn-volle Frühpädagogik. München: Don Bosco 1994.

MIEDZINSKI, K.: Die Bewegungsbaustelle. Dortmund:Verlag Modernes Lernen 1993.

MÜLLER, E.: Du spürst unter deinen Füßen das Gras, Autogenes Training in Phantasie- und Märchenreisen. Frankfurt: Fischer 1988.

MÜLLER, E.: Auf der Silberlichtstraße des Mondes, Autogenes Training mit Märchen zum Entspannen und Träumen. Frankfurt: Fischer 1994.

PORTMANN, R./SCHNEIDER, E.: Spiele zur Entspannung und Konzentration. München: Don Bosco 1993.

RUSCH, H.: Sportförderuntericht, Schulsonderturnen. Schriftenreihe zur Praxis der Leibeserziehung und des Sports. Band 137. Schorndorf: Hofmann 1979

SCHRAAG, M./JANSSEN, W. (Red.): Geräte und Materialien in der Bewegungserziehung. Schorndorf: Hofmann 1991.

SEITZ, R. (Hrsg.): Tast-Spiele, Sinn-volle Frühpädagogik.München: Don Bosco 1993.

SEITZ, R. (Hrsg.): Seh-Spiele, Sinn-volle Frühpädagogik.München: Don Bosco 1994.

SPORTJUGEND HESSEN (Hrsg.): Bewegung Kunterbunt – Spiel und Sport für behinderte und nichtbehinderte Kinder. Frankfurt 1991.

TREBELS, H. (Hrsg.): Spielen und Bewegen an Geräten. Reinbek: Rohwohlt 1983.

ZIMMER, R.: Kreative Bewegungsspiele, psychomotorische Förderung im Kindergarten. Freiburg: Herder 1989.

ZIMMER, R./CICURS, H.: Psychomotorik, neue Ansätze im Sportförderunterricht und Sonderturnen. Schorndorf: Hofmann 1987.

AutorInbeschreibung

Dorothea Durchholz
Pfalzstr. 59
70374 Stuttgart
Geb. 3.4.1968, Dipl.-Motologin und Mitarbeiterin des Vereins zur Bewegungsförderung – Psychomotorik e.V. Marburg von 1992 bis 1993, beteiligt am Projekt „Sportförderung" von 1992 bis 1993.
Seit 1993 selbständige Tätigkeit als Motologin im Bereich der Bewegungstherapie mit Kindern und Jugendlichen, diverse Fortbildungstätigkeiten.

Michael Müller-Schwarz
Hainäcker 8
35096 Weimar
Geb. 10.1.1960, Dipl.-Motologe und Lehrer Sek. 2, Mitarbeiter des Vereins zur Bewegungsförderung – Psychomotorik e.V. Marburg seit 1991. Beteiligt am Projekt „Sportförderung" seit 1992, diverse Fortbildungstätigkeiten.

Notizen

Notizen

Veröffentlichungen der Sportjugend Hessen

- **Reihe:** **Anstösse/Frankfurter Materialien zur Sportentwicklung und Jugendpolitik**

Anstösse 1:	P. Becker/J. Schreiber: Wie flexibel ist der Sport? Arbeitsflexibilisierung und Sportpolitik. 1990, 52 S., geh. (vergriffen)
Anstösse 2:	Svea Speike-Bardoff: Integration durch Sport. Förderung Lernbehinderter und Verhaltensgestörter in Schule und Sport. 1992, 88 S., geb. (vergriffen)
Anstösse 3:	Sportjugend Hessen: Perspektiven der Jugendarbeit im Sport. 1992, 128 S., geb. (vergriffen)
Anstösse 4:	Sportjugend Hessen: Jugend und Gewalt 1992, 60 S., geh. (vergriffen)
Anstösse 5:	P. Becker/U. Fritsch/ J. Schreiber: Schule und Sportverein. 1994, 120 S., geb., ISBN 3-89280-017-0
Anstösse 6:	Sportjugend Hessen: Sportbezogene Sozialarbeit in Europa. 1995, 87 S., geb., ISBN 3-89280-019-7
Anstösse 7:	Sportjugend Hessen: Projekt „Auszeit" – Sport mit schwierigen Jugendlichen. 1998, 116 S., geb., ISBN 3-931297-90-X
Anstösse 8/9:	Sportjugend Hessen: Körpermarkt und Körperbildung. 1998, 191 S., geb., ISBN 3-931297-91-8
Anstösse 10:	Hearing „Sport gegen Rassismus/Rassismus im Sport!?". Eine Dokumentation, 2001, 60 S., geh., ISBN 3-89280-026-X

• Reihe: Tipps für Jugendleiterinnen und Jugendleiter

Tipps 4:   Bildungs- u. Freizeitstätten mit Sportmöglichkeiten.
                1990, 40 S., geh.   (vergriffen)

Tipps 5:   Bewegung Kunterbunt. Spiel und Sport für behinderte
                und nicht behinderte Kinder. 2001, 144 S., geb.
                ISBN 3-892080-006-5

Tipps 6:   Verein(t) gegen Fremdenfeindlichkeit. Materialien
                für die Jungenarbeit im Sport gegen Fremden-
                feindlichkeit und Gewalt. 1994, 112 S., geb.   (vergriffen)

Tipps 7:   Bewegung in den Kindergarten. Materialien für
                die Arbeit mit Kindern im Sport, 1994, 89 S. geb.   (vergriffen)

Tipps 8:   Hoppla! Entwicklungsfördernde Bewegungsangebote
                unter psychomotorischen Gesichtspunkten,
                2002, 128 S. geb., ISBN 3-89280-022-7

Tipps 9:   Vereinsjugend in Aktion. Materialien für die Kinder- und
                Jugendarbeit im Sport, 1997, 128 S. geb., ISBN 3-89280-021-9

Tipps 10:   Heut' bin ich Pirat. Konzept- und Praxisideen für
                Bewegungsangebote im Kindergarten,
                2000, 136 S., geb., ISBN 3-89280-024-3

Tipps 11:   Soziale Kompetenz für Trainer/innen und Übungsleiter-/
                innen im Kinder- und Jugendsport,
                2001, 60 S., geh., ISBN 3-89280-025-1

• Reihe: Dokumente

Dokumente 1:   Sport für alle – Sport mit Aussiedler/innen.
                Projektjahresbericht. 1991, 136 S., geh.   (vergriffen)

Dokumente 2:   Integrativer Freizeitsport. Abschlußprojektbericht.
                1991, 136 S., geb.   (vergriffen)

Dokumente 3:   Sport auf dem Land. Projektbericht.
                1991, 160 S., geb., ISBN 3-89280-007-3

Dokumente 4:   Jugend und Sport. Dokumentation der Sitzung
                des Hauptausschusses des lsb h am 17.08.1992.
                1992, 63 S., geb.   (vergriffen)

Dokumente 5:   Kein Sport für alle – zur alltäglichen Gewalt gegen
                Frauen im Sport, Abschlußbericht des Projektes „OTTO".
                1992, 80 S., geb., ISBN 3-89280-011-1

Dokumente 6:   Zwischen Lust und Leistung. Welche Formen der Bewegung
                suchen Jugendliche im Sport? 1993, 88 S., geb.   (vergriffen)

Dokumente 7:   Sport als Integrationshilfe? Zu Lebenssituation und
                Bedürfnissen von Kindern und Jugendlichen aus
                Aussiedlerfamilien. 1993, 144 S., geb., ISBN 3-89280-015-4,

Dokumente 8:   Kinder im Sportverein. Konzeptionelle Überlegungen
                zur Kinderarbeit in Sportvereinen.
                1995, 96 S., geb., ISBN 3-89280-020-0

• Sportsfun-Materialien

Sportsfun-Broschüre. Freizeitsport mit jungen Menschen. 26 Sportsfun-Praxisbeispiele für die Jugendarbeit. 1996, 82 S., geh.

Praxismappe Tanzen. Sportjugend Hessen (Mitherausgeberin): Einführung in eine kreative Tanzerziehung. 1996, 216 S., Ringordner

Praxismappe Praktisch für die Praxis. Sportjugend Hessen (Mitherausgeberin): Arbeitshilfen für die Jugendarbeit im Sport, 1996, Ringordner

Praxismappe Ballspiele. Sportjugend Hessen (Mitherausgeberin): Ballspiele im Breiten- und Freizeitsport. 1997, Ringordner

• Periodica

Sportjugend aktuell, vierteljährlich

Jahresprogramm Sportjugend Hessen

Bestellungen bitte schriftlich oder per Fax an: Sportjugend Hessen, Otto-Fleck-Schneise 4, 60528 Frankfurt am Main, Fax: 069.69 59 01 75